不安軽減！
もう困らない！

\実践！/

外国人妊産婦 対応マニュアル

監　　修 ● 公益社団法人 大阪府看護協会会長　**高橋弘枝**

医学監修 ● 一般社団法人 大阪府医師会周産期医療委員会

　わが国の外国人労働者数は、2020 年 10 月末に 1,724,328 人となり、2007 年に届出が義務化されて以降、過去最高に達しています。少子高齢化に伴い人手不足が加速するなか、政府は 2019 年 4 月に施行された改正入管法に基づく特定技能制度によって、5 年間で最大 345,000 人を受け入れる方針を掲げており、今後も外国人労働者の方々が大幅に増加することが見込まれる情勢にあります。

　外国人労働者の方々の増加は、言語・生活習慣・倫理観などの違いを背景として、地域社会にもさまざまな影響を及ぼし始めています。外国人労働者とその家族の健康問題について、われわれ地域医療従事者も対応を求められるケースが散見されるようになっています。医療における外国人の方への対応については、従来、意思の疎通が最大の懸案事項でありましたが、近年、コミュニケーションツールが発達し、さらに踏み込んだ内容を求められるようになっています。

　このようななか、今般、大阪府看護協会の有志の方々が中心となり、外国人妊産婦の方々への対応に焦点を当て、経験と知恵を結集した実践的なマニュアルを作成されたことは、誠に時宜を得たもので、医療現場に携わる方々にとって大変参考になるものであります。現状では、外国人妊産婦への対応施設は限られ、円滑な施設間連携が求められており、関係者が認識の共有を深めるため、また対応施設の裾野を広げるためにも、ぜひ、産科を有する施設の関係者にご拝読たまわりたく存じます。加えて、これから助産師を目指す方々にも、資格取得後の活動時に大いに参考となるため、ご一読たまわれればと存じます。

　最後になりましたが、本マニュアルが妊産婦対応に携わる方々にとって有益なものとなり、外国人妊産婦の方々への対応を含め周産期医療がより充実したものとなることを祈念し、本書の推薦の言葉とさせていただきます。

　新型コロナウイルス感染症への対策などにより非常にご多忙のなか、監修作業を担当いただいた大阪府医師会周産期医療委員会委員の先生方には、心より感謝申し上げます。

　2021 年 7 月

一般社団法人 大阪府医師会 会長

茂松茂人

序文

　　大阪府看護協会は 2018 年度から外国人患者がより質の高い医療・ケアを受けることができるよう日本国際看護師養成を開始しました。この養成研修には助産師そして保健師の参加が思いのほか多く、研修中、口々に課題として挙がってくるのが、外国人妊産婦の問題でした。言葉の通じない外国での孤独な妊娠・出産・育児が非常に深刻な事態になっていること、特に大阪はインバウンド、在日外国人の多い地域で、出産する 10 人に 1 人が外国人であることもわかってきました。そして、その対応もまだまだ準備できていない医療機関も多く、女性にとって人生の一大事であるときに、日本の医療関係者が世界水準の医療と心温まるケアを提供し、日本で出産・子育てをして良かったと思ってもらえるように体制を整えることが急務であることを痛感し、この冊子をまとめることにいたしました。

　　執筆者には専門性の高い、経験豊富なメンバーを選出しました。日本国際看護師研修を修了した産婦人科病棟管理者と病棟助産師、クリニック助産師の 3 名に加え、助産師であり専門病院の看護部長と母性看護専門看護師の 5 名です。

　　この冊子を使っていただく対象は、外国人対応をされる助産師と看護管理者、助産師学生です。妊娠期から子育て期にわたる切れ目のない支援のために、子育て世代包括支援センターでは、「母子保健サービス」と「子育て支援サービス」を一体的に提供できるような、きめ細やかな相談支援などが行われていますが、やはり外国人対応の入り

□は医療機関だと思います。誰一人漏らすことなく、支援の手を差し伸べることが医療機関で働く助産師にとって重要な責務であると思います。この冊子を活用して、より良いケアを提供いただければ幸いです。

　この冊子はシンプルでわかりやすく、すぐに実践できるマニュアル本を目指しました。いろいろな機関・団体が、膨大な情報を提供していますが、臨床現場では、まずはすぐに使える知識やスキルやマネジメント、そして資料が求められています。とりあえずこの冊子に沿って動いてみてください。掲載の資料をどんどんご活用ください。忙しい現場でオリジナルな資料を作ろうとしなくても大丈夫です。使ってみて、それぞれの施設にあったものに修正してください。もっと詳しく知りたいと思ったときは、詳細がわかる文献を紹介しています。とにかく、日本で暮らす母児とその家族に、日本の質の高い医療・ケアを提供していただくことを願っています。

　最後に、産婦人科医である大阪府医師会理事笠原幹司先生をはじめ周産期医療委員会の先生方に監修いただけましたこと、心から感謝申し上げます。そして、本書の企画立案にご尽力いただき、迅速で的確なご支援をいただきました、周産期看護に造詣の深いベテラン編集者里山圭子さんにも心より感謝申し上げます。

　2021年7月

公益社団法人 大阪府看護協会 会長

高橋弘枝

不安軽減！ もう困らない！

実践！ 外国人妊産婦対応マニュアル

● 監　　修　公益社団法人 大阪府看護協会会長　**高橋弘枝**
● 医学監修　一般社団法人 大阪府医師会周産期医療委員会

CONTENTS

CONTENTS

監修者・執筆者一覧

監修 高橋 弘枝　公益社団法人 大阪府看護協会会長

医学監修 一般社団法人 大阪府医師会 周産期医療委員会
笠原幹司／光田信明／吉松　淳／早田憲司

執筆 公益社団法人 大阪府看護協会　助産師向け外国人妊産婦対応マニュアル担当者

宮川祐三子 地方独立行政法人 大阪府立病院機構大阪母子医療センター
看護部長 / アドバンス助産師

峰　博子 アドバンス助産師 / 母性看護専門看護師

許　由希 社会福祉法人 恩賜財団済生会大阪府済生会中津病院
産婦人科病棟師長・国際診療支援センター看護師 /
アドバンス助産師 / 日本国際看護師

土井智恵子 地方独立行政法人 りんくう総合医療センターアドバンス助産師 /
日本国際看護師

坂根由紀絵 医療法人 脇本産婦人科助産師 / 日本国際看護師 /
不妊カウンセラー

協力 板東由美 大阪府看護協会 労働環境支援事業部

松尾慎子 大阪府看護協会 労働環境支援事業部

10

はじめに：総論にかえて

　近年、グローバル化にともなって、わが国の外国人妊産婦は年々、増えています。2020 年は新型コロナウイルス感染症の影響で大きく減少しましたが、世界的にこの状況が落ち着いたら、また増加していくことは間違いないでしょう。外国人妊産婦は文化や習慣がわからず孤立してしまい、育児不安や虐待、いじめ、家庭内暴力など多岐にわたる重要な問題を抱えることが多いため、特別に対応が必要です。では、実際にどういう対応が必要でしょうか。

　かながわ国際交流財団の『外国人住民の妊娠から子育てを支えるガイドブック』には、支援を妨げる 4 つの要因として「言葉がわからない」「文化が違う」「情報が伝わらない」「連携先がわからない」の 4 つが挙げられ、その解決に向けての 4 つの鍵として「言葉・文化・情報・連携」を挙げています。

●言葉の支援

　トラブルを避けるために、日本語の理解度を正確に知る必要があります。外国人妊産婦の中には気を遣って、言われたことに「はい、わかりました」と笑顔で言う方もいます。しかし、実際には通じていないことがあるかもしれません。言葉が通じないことで患者が不利益を被ることがないように医療者は対応しなければいけません。

　妊産婦本人の理解可能な言語、または身近な家族や友人において日本語・英語でのコミュニケーションが可能な方がいれば、その方を含めた対応や支援体制が必要となります。

　具体的には、コミュニケーションの工夫が必要です。やさしい日本語で話す、コミュニケーションツール利用など、こちらからの発信の工夫や、医療通訳、家族や友人を介した通訳など、母国語によるコミュニケーションの工夫も必要になります。

●文化の違いを知る・知らせる

　外国人妊産婦の対応においては、母国と日本の文化、出産や育児制度の

違いに、妊産婦本人や家族、そして医療者も戸惑うことがあります。日本の医療制度が当たり前と思わないで、よく話を聞き、できることとできないことをはっきりと伝えることが大切です。

女性のありかたや子どものありかたそのものも、日本とは異なっていることがあります。

また、宗教が尊重されないことを、その人の人権が侵害されていることと同様に感じるほど、宗教を大切に考えている人もいます。また同じ宗教でも、地域や小グループによって若干考えが異なることもあります。食べ物や生活習慣などを大切に考えて、柔軟な対応を心がけることが重要です。

外国人妊産婦を理解するためには、「相手を知りたい、学びたい」という姿勢が大切であることはいうまでもありません。

● 情報：医療・福祉制度の違い

産科では、従来からハンディキャップを持っている方、若年妊産婦などいろいろな対象に合わせて支援を行ってきています。外国人に対しても支援の基本は同じですが、外国人だからこその支援が必要になります。

まず、国によって医療制度が異なることを理解しなければいけません。健康保険制度の有無、診療費は何をしても定額制であったり、社会的格差によって受診する医療機関が決められていたりなど、大きく異なります。医療費についても先払い制であったり、金額が事前に明確になっている国が多いです。

一方、日本でも、選定療養費や高額療養費制度、助産制度、母子保健支援制度（こども医療費助成）など医療費を左右する制度が多くあります。

また妊産婦について日本は、他国に比べ健診回数が多く、産後の入院日数も長めでもあります。それに対して、費用面への不安を持つ方も多いようです。

● 連　携

外国人妊産婦は異国で生活するストレスや必要な情報が得られないことから、母子孤立、ネグレクトなどにつながったり、DV の被害者となったりする可能性もあります。コミュニティが閉ざされがちであることから、支援者不足によるうつ、虐待、DV などのリスクが高くなるのです。妊産

婦が孤立しないために考えることは、その方の今後の、日本での生活の新たなスタートを考えることでもあります。

　妊娠・出産は、日本で生活する外国人の方にとって、日本の医療に触れる、とてもよいチャンスになるとともに、社会的支援ネットワークへの入口となります。

　また、地域連携はもちろんですが、院内での連携も大切です。語学に堪能な担当者が一人で解決を図ろうとしたり、一人で背負い込んでしまったりすることがないように、組織で対応することを考えましょう。施設内外の資源を発掘、活用することが大切です。管理者は、看護師・助産師が妊産婦への対応に集中できるように、他部門との調整を考えましょう。

　院内での情報や経験の共有も重要です。外国人妊産婦への対応で経験した事柄を共有することは、その次の対応において役立つのみならず、自分たちの医療・助産・看護を見直す機会にもなりえます。

Attention! ここに注意！　欧米と日本の周産期医療の違いについて ⚠

　本書では、実際の場面に沿って、主にアジア・中東の妊産婦への対応が述べられていますが、欧米と日本でも、産科・周産期医療の臨床においては異なっているところがありますので、注意が必要です。

　出生前診断や人工妊娠中絶については日本独自の規制・法制度があります。胎児精密超音波（胎児ドック）や百日咳ワクチン投与、内診の必要性については、丁寧な説明が必要になるところでしょう。

　早産の管理、特に塩酸リトドリンの使用は大きく異なりますし、子宮頸管縫縮術、早産予防のペッサリー/プロゲステロン、また、HDP、GDM、LDA（低用量アスピリン）などについても、英語が理解できるからと油断せずに、違いを踏まえた説明が必要です。

第1章

外国人対応のabc

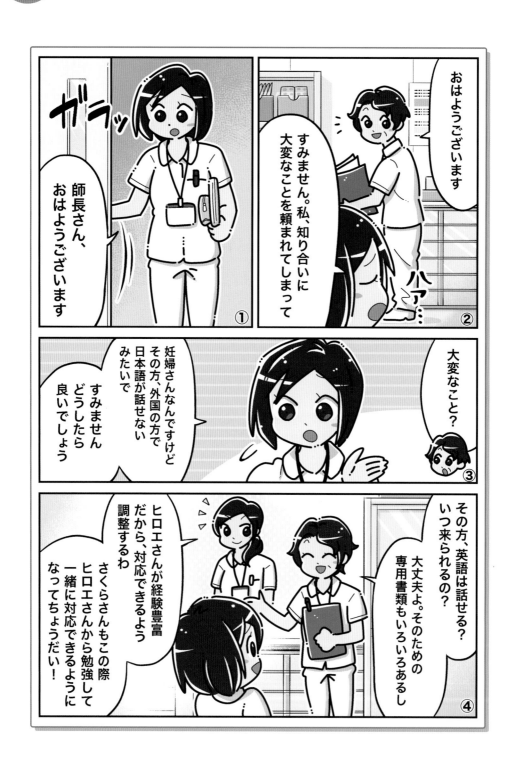

ポイント

1 外国人妊産婦の対応時には、安心感を与える笑顔が大切

2 "やさしい日本語"を心がけ、理解度や場面に応じて母国語を使う

3 できないことは、はっきりできないと伝え、あいまいな回答をしない

4 対応する際に使えるツールの準備や支援先を確認し、すぐ活用できるようにしておく

---

1 外国人妊産婦の対応時には、安心感を与える笑顔が大切

　外来に外国人妊産婦が受診に来られたらあなたはどう感じますか？　言葉が通じない、どうやって対応しよう…など、多くの不安がよぎるかもしれません。

　外国人の方も日本人と同じように医療を求めて受診されていること、言葉や文化の違いなどさまざまな壁を乗り越えて受診にたどり着いていることを忘れないでください。

　外国人妊産婦への対応は、基本的に日本人妊産婦と同様です。早口の日本語や専門用語が飛び交う診察では十分な理解が得られないことは、日本人も外国人も同じです。まずは相手の目を見て、安心感を与えられる笑顔で相手に伝えようとする気持ちが大切です。言葉が十分に理解できないとき、私たちの表情は患者にとって重要なボディランゲージとなります。診察に立ち会う際にも気を付けましょう。

---

2 "やさしい日本語"を心がけ、理解度や場面に応じて母国語を使う

言葉は必ずしも外国語で対応しなければならないというわけではありま

せん。日本で生活する外国人は"やさしい日本語"であれば理解できる方も多いです。私たち医療スタッフが外国語を習得することは難しくても、"やさしい日本語"はいつもの会話に少しの工夫をするだけです。それでも会話が困難なときには、通訳アプリの使用や状況によっては医療通訳の依頼を検討する必要があります。

■1）"やさしい日本語"のポイント

①単語を話すこと、敬語はできるだけ避ける

　　例：「おかけください」→「座ってください」

　　例：「どうされましたか」→（具体的に尋ねる）

　　　　　　　　　　　　　　　　　「何に困っていますか」

　　　　　　　　　　　　　　　　　「痛いところがありますか」

　　　　　　　　　　　　　　　　　「どこが悪いですか」

②難しい単語はやさしい言葉に変えて説明する

　　例：妊婦健診→「ママと赤ちゃんが元気かどうかをみます」

③二重否定などを使わず、ストレートに表現する

④短い文でゆっくり話す

⑤ジェスチャーや実物、絵などを活用する

⑥「チクチク」「ガンガン」「ピリピリ」などのオノマトペは日本特有の表現なので避ける

Attention! ここに注意！　オノマトペ　⚠

　　「大勢でワーッとお見舞いにくる」「まっすぐバーッといって、どんつきを右にスッと行ったら検査室です」など日本人の方には言いがちですよね（特に関西の方は多い？！）。しかし、これらは外国人の方には伝わりません。「ワーッと」「バーッと」などを入れると伝わりにくくなりますので、注意しましょう。

■2）日本語の理解力に応じて妊産婦に母国語で声をかける

　普段、日本語で話をされている妊産婦さんも、陣痛が始まると母国語で

はない第2言語である日本語は耳に入ってこないかも知れません。簡単な言葉は妊産婦の母国語で話しかけましょう。また、分娩時の声かけのためには母国語で示したカードを用意するとよいでしょう。カードは妊産婦の協力を得て、妊娠中に作成します。

　　例：「排便」「陣痛」「リラックス」「痛い」「いきむ」

資料 No.8

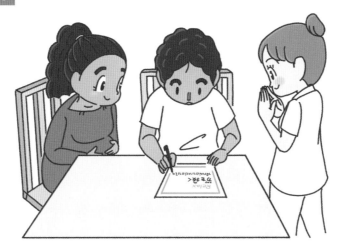

column　私の体験　　笑顔の「はい、大丈夫です」…

　　妊娠中、外国人妊産婦の対応で「はい、大丈夫です」と笑顔で返答があるため日本語が理解できていると思っていた新人助産師の例もあります。分娩後に「赤ちゃんのおしっこは何回出ていますか？」と聞き、「大丈夫です」と言われたため、初めて日本語が通じていないことがわかり、戸惑いました。

Advice

　　「はい・いいえ」以外で答える質問をし、日本語の理解度を知ることも大切です。

❸できないことは、はっきりできないと伝え、あいまいな回答をしない

　言葉や風習の違いなどが背景にある外国人の方の場合は、「これくらいは言葉にしなくても伝わるだろう」と思うような事柄も、理解されにくいことがよくあります。また、母国では当たり前と考えられていることでも日本では対応が難しいことがありますが、"当たり前"と要望される場合もあるでしょう。要望への対応が可能であるかどうかの回答をあいまいにしておくと、後で問題になることもあります。自施設での対応の是非を相談して、早いうちに回答しましょう。

Column 私の体験　**持ち込み食について**

　妊婦健診で、「産後に栄養のあるものを食べたい」と持ち込み食を希望されました。言葉も片言で、少しコミュニケーションが取りにくいところもある方です。外来では、「どうしても食べられなかったら考えましょう」と、あいまいな返答をしていました。分娩後、入院の担当看護師が、「病院なので、病院食が基本です」と持ち込み食を断ってしまい、管理者に家族から「外来で話をしていたのと違う」と厳しいクレームが入ってしまいました。

Advice

　事前に自施設でどのような対応ができるか話し合って、できること・できないことを伝えておくことが必要です。もし施設で対応可能であれば、「外国人の方の場合は、持ち込み食可」とすると、妊産婦さんは安心かもしれません。

 ❹対応する際に使えるツールの準備や支援先を確認し、すぐ活用できるようにしておく

　実際に、いつどのようなときでも対応できるように、必要書類の翻訳、臨床で使う資料、参考資料などを準備しておくことが大切です。

　近くに外国人の生活支援を行っている NPO 団体などがあれば、作成している資料や支援の内容を問い合わせてみましょう。また、JMIP とよばれる外国人患者受入れ医療機関認証制度というものがあります。この認証を受けている医療機関には通訳や多様な外国人に対応できるツールなどがそろえられています。自施設での対応が困難だと感じた場合には、近くにそれらの医療機関がないか、認証はなくても多言語の通訳が在籍している医療機関がないか、他施設の情報を把握しておくことも必要です。

■1）自施設で妊産婦対象に配布している必要書類（問診票など）を外国語へ翻訳したものを準備しておく

　妊娠における体の変化や起こりうる異常、妊娠中に行う検査の内容、バースプラン、出産の流れ、帝王切開など、両親学級で説明する内容や妊婦健診の検査の内容などは翻訳して準備しておきましょう。多文化医療サービス研究会（RASC）の提供している「ママと赤ちゃんのサポートブック」なども活用できます。

●妊婦健診に通う外国人妊産婦への説明に使える資料

◉ママと赤ちゃん　サポートシリーズ 日本でくらす外国人のみなさんへ

　RASC のホームページより 12 カ国語の外国人妊産婦向けの情報冊子をダウンロードして指導に使うことができます。施設で使用希望の場合は、RASC に連絡を入れる必要があります。

　http://www.rasc.jp/momandbaby/　【2021.1.18. 閲覧】

◉日本で出産・子育てする外国人親のみなさんへ　特定非営利活動法人 CHARM

　https://www.charmjapan.com/wp-content/uploads/2019/08/kosodateoya.pdf　【2021.1.18. 閲覧】

◉公益財団法人かながわ国際交流財団　多言語資料

　http://www.kifjp.org/shuppan【2021.2.23. 閲覧】

●本書にあるオリジナル外国語版資料

　本書では、病院・診療所いずれでも利用可能なオリジナル資料を添付しています。自施設用に改訂してご利用ください。

（各種資料は、p.81 以降に掲載されています）

(1) 産婦人科問診票　　|資料 No.1|

(2) 外国人妊産婦チェックリスト（確認・保健指導）　|資料 No.2|

(3) バースプラン　　|資料 No.3|

(3) 保健指導用資料

　　・分娩時の連絡方法

　　・緊急時の連絡（常位胎盤早期剥離や胎動減少も含め）　|資料 No.4|

(4) 入院・分娩時に必要な書類

　　・入院診療計画書

　　・陣痛誘発および陣痛促進についての説明書・同意書　|資料 No.5-1|

　　・帝王切開術についての説明書・同意書　|資料 No.5-2|

(5) クリニカルパス（産後の経過、入院中スケジュール）　|資料 No.6|

(6) 入院中の案内（規則や面会時間、食事、費用など）　|資料 No.7|

(7) 入院準備と育児物品の説明　|資料 No.8|

(8) 分娩中・入院中のコミュニケーションカード　|資料 No.9|

(9) 新生児の緊急受診のタイミングや受診先や方法

(10) 新生児訪問、産後ケア、乳幼児健診、予防接種の説明

(11) EPDS（エジンバラ産後うつ病質問票）、赤ちゃんへの気持ち質問票、育児支援チェックリスト

(12) 各場面で使える説明用イラストカード　|資料 No.10|

■2）入院までに準備する書類に関しても外国語版のものを準備しておく

　自施設でどの妊産婦にも提出を義務付けている書類は、外国語版もあった方が説明がスムーズにいきます。本書で紹介している資料もご活用ください。

●提出が必要になる書類の例

(1) 産科医療補償制度

(2) 出産育児一時金

(3) 入院申込書

(4) 出生届

(5) 健康保険の加入説明（出生児）

(6) 小児医療助成制度の説明

(7) 乳児医療証の説明

(8) 出生連絡票（母子健康手帳・添付）の説明

■3）突然、言葉でのコミュニケーションが困難な対象者が来院して
も対応ができるように音声翻訳機や通訳アプリを準備しておく

Column 私の体験 　通訳アプリ

　　通訳アプリを用いてミャンマー語で会話をしました。うなずくなど
の応答があったので、ある程度ご理解いただけていたかと思っていた
のですが、後でボディランゲージなどでやりとりしていると、全く伝
わっていないことがわかりました。通訳された言葉が正しく伝わって
いるのか？　別の方法で確認するのも必要だなと思いました。

Advice

　　通訳アプリの精度はメーカーにより異なり、その多くは専門用語に
は対応できていません。

通訳アプリ使用時のポイント

・短文にする

・やさしい日本語で話す

・相手の反応を見ながらジェスチャーや実物、絵なども併用すること

・「あなたが」などの主語、「あなたの」などの所有格、述語を省略し
　ない。

例：「私はあなたの話を聞きます」←「お話、お聞かせください」

■4）通訳に関するポイント

　外国人妊産婦のケアにあたる際には、日本語を理解している家族や友人
を含めたケアを勧めていますが、家族や友人による通訳があらゆるケース
で良いとは限りません。

●専門的な医療通訳を導入すべき場合

・帝王切開や陣痛誘発・陣痛促進など医療介入・処置が必要な場合において同意書を作成するとき

・妊娠経過中、母体や胎児に異常がみられるなど専門的な説明が必要になった場合

　上記のようなシチュエーションでは、通訳者自身にとっても精神的なストレスになり得る、専門用語が正しく理解できず誤った通訳をしてしまう、また通訳者が本人を傷つけてしまうと判断した場合には通訳されないということも考えられます。したがって、このような場合には、専門的な医療通訳が必要です。

■5）妊婦健診のときにどうしても通訳が必要な場合

　もし、突然外国の方が来院して困った場合は、特定非営利活動法人AMDA 国際医療情報センターで実施している電話医療通訳『アムダ通訳ライン』の利用が可能です。利用するには、事前にホームページより登録が必要です。準備をしておくと良いでしょう。

　電話医療通訳『アムダ通訳ライン』03-6233-9266（平日 10〜16 時）

　https://www.amdamedicalcenter.com/amdainterpreter 【2021.1.18.閲覧】

　※1回につき 30 分まで。休日・夜間の対応はありません。

●そのほかの妊婦健診に通う外国人妊産婦への説明に使える資料・サービス

①厚生労働省　外国人向け多言語説明資料

　外国人患者の受入れのための医療機関向けマニュアル（北川雄光）

　https://www.mhlw.go.jp/content/10800000/000646749.pdf

　【2021. 1. 18. 閲覧】

②厚生労働省　すこやかな妊娠と出産のために：リーフレット

　https://www.mhlw.go.jp/bunya/kodomo/boshi-hoken10/【2021.3.18. 閲覧】

③公益社団法人日本医師会 日医医賠責保険 医療通訳サービス

　https://www.med.or.jp/dl-med/teireikaiken/20200318_4.pdf

　【2021.5.30. 閲覧】

④公益社団法人日本看護科学学会　異文化看護データベース

https://www.jans.or.jp/modules/committee/index.php?content_id=35 【2021.1.18.閲覧】

※各自治体のマニュアルや企業が作った web サイトもあります。

⑤おおさかメディカルネット　外国人患者対応等各種マニュアル

https://www.mfis.pref.osaka.jp/ommi/mi_manual.html 【2021.1.18.閲覧】

⑥大阪府外国人患者受入れにおける医療機関・薬局向けワンストップ相談窓口

http://www.pref.osaka.lg.jp/hokeniryokikaku/osakagaikokujiniryo/gaikokuiryoonestop.html 【2021.1.18.閲覧】

⑦メディフォン株式会社　外国人患者受け入れ情報サイト

https://internationalpatients.jp/index.html 【2021.1.18.閲覧】

小さく生まれた赤ちゃんの育児でお悩みの家族向けです。

⑧はじめての NICU ／ Our first NICU（アトムメディカル株式会社）

https://www.nicu.jp/en/【2021.2.23. 閲覧】

Column　私の体験　「産後は水に触らない」

　　中国出身の方のケースです。分娩に 3 日かかった後、シャワーを浴びるよう勧めました。しかし、その方の郷里では「産後 1 カ月は水に触ってはダメと言われている」と、清拭することすら拒否されました。4 人部屋で同室者からもにおいでクレームが出て、担当者は困ってしまいました。

　　最近では、「そういうのは古い考え」と言う中国の方もいますが、住んでいた地域やご家族の考え方もあるかと思います。

Advice

　　こういった場合には、いったん説得を試みてみましょう。洗髪だけでもと言えば応じてくれることもあります。ただ周囲の方への影響もありますので、可能であれば、個室や空いている部屋に移っていただくのがよいでしょう。

第2章

初診時の対応

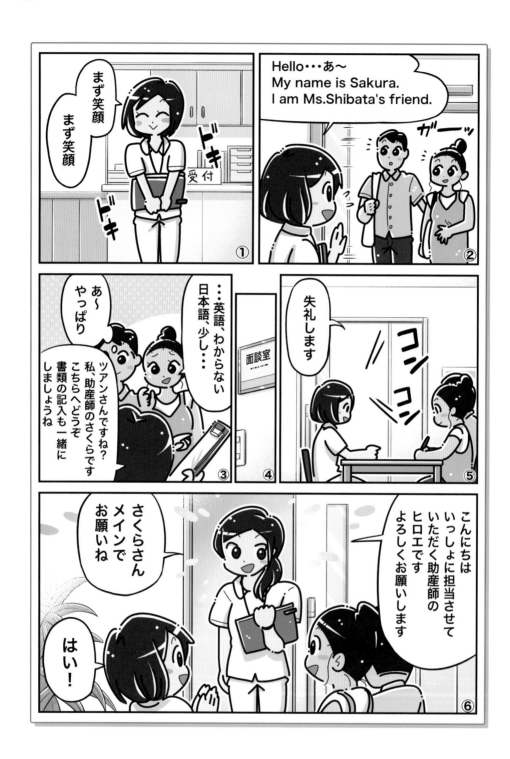

> ## ポイント
>
> **1** 外国人妊婦の受診の際には身分証明となる在留資格、健康保険の有無を確認する
>
> **2** 出産場所別フローチャートで今後の対応を確認する
>
> **3** 初診時に提供すべき情報とその資料を用意し、安心して通院・分娩ができるようにしておく
>
> **4** プロフィール、背景、支援者について情報収集する
>
> **5** チェックリストを用いて必要な情報を計画的に確認していく（個別対応、助産師外来の活用）
>
> **6** 育児支援体制については必ず、妊娠中にあらかじめ情報収集しておく

 1 外国人妊婦の受診の際には身分証明となる在留資格、健康保険の有無を確認する

外国人妊婦受診時には、まず以下の項目を必ず確認しておく必要があります。

①健康保険（健康保険証）

②在留資格（在留カード）

日本に3カ月以上の滞在可能な在留資格があれば健康保険に加入できます。保険証があれば3割負担、ないときには全額の診療費を負担していただく必要があります。これらの複数の書類によって、身分証明、また記載名などを照合しておくことも必要です。

どちらも持ち合わせていないときには、必ず本人の連絡先だけでなく職場などの連絡先を確認します。

また、在留資格の期限切れにも注意が必要です。期限が迫っている場合は、早めに手続きをするように説明しましょう。

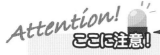 **在留資格の期限切れ**

　在留資格の期限切れの妊産婦については、対応によっては親子が一緒にいられなくなる場合もありますので、慎重な対応が必要です。医療ソーシャルワーカー（MSW）がいる施設ではMSWにつなぎます。施設内で対応できない場合は、AMDAに相談するなどしましょう。

●電話相談『アムダ通訳ライン』03-6233-9266（平日10時から16時まで）

http://amda-imic.com/modules/activity/index.php?content_id=13【2021.2.23.閲覧】

●非正規滞在外国人に対する行政サービス（日本弁護士連合会、2016年2月発行）

https://www.nichibenren.or.jp/library/ja/publication/booklet/data/gyosei_serv_pam_ja.pdf【2021.1.18.閲覧】

Column　私の体験　「帝王切開が当たり前」

　出産が近づいてきた中国出身の妊婦さんが、「予定も立てやすいし、陣痛で痛みを我慢したり、時間がかかるのは嫌。予定帝王切開にして欲しい」と、受診のたびに訴えてこられます。医学的な適応がないなどの説明にも「中国では帝王切開が当たり前だから」と譲りません。

Advice

　こういった場合には、医師とも協働して、できないことは「できない」とはっきり伝えます。

❷出産場所別フローチャートで今後の対応を確認する

　出産場所によって今後の対応が異なります。本人、その家族の意向に合わせて適切に対応できるようにフローチャートで確認しておきましょう。

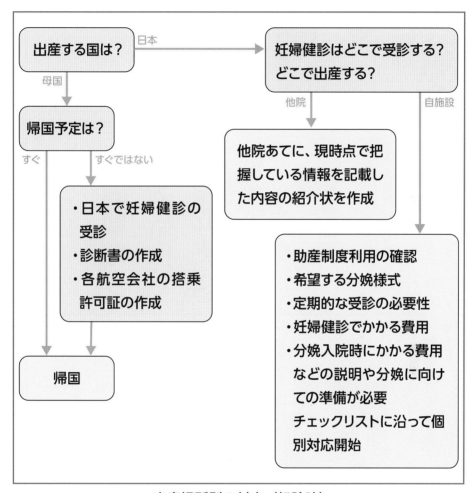

出産場所別の対応（初診時）

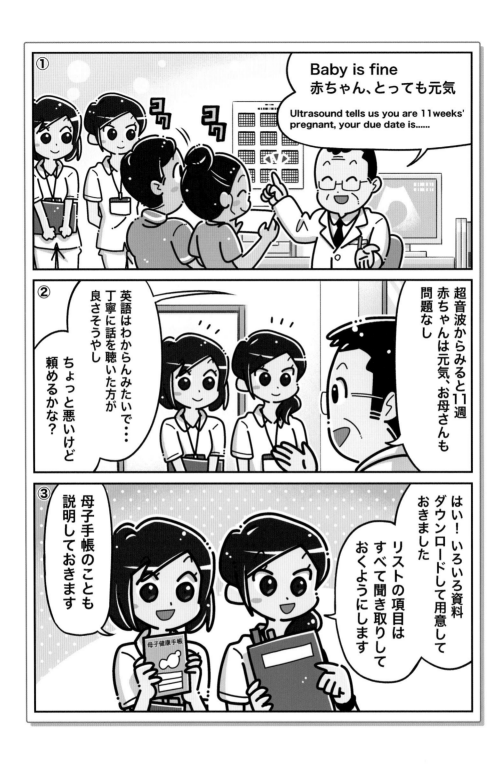

❸初診時に提供すべき情報とその資料を用意し、安心して通院・分娩ができるようにしておく

　日本で暮らす外国人妊婦の方は日本の医療制度のことはわからないことが多いです。そのためまず初診時には母子健康手帳の受け取り方、使用方法、また緊急時の対応について確認しておく必要があります。

　なるべく早い時期から、妊婦健康診査受診票や出産育児一時金、乳幼児医療助成制度などの制度を紹介することで、適切な医療を受けて安全に、安心して分娩・育児に臨める行動がとれるようにします。自施設の受診の仕方や連絡方法を伝えましょう。

　妊婦健診の必要性や内容、相談場所、気を付けたい症状などの説明が厚生労働省のリーフレット「すこやかな妊娠と出産のために」には記載されており、多言語の翻訳資料としてダウンロードできます（英語、フランス語、スペイン語、ロシア語、ポルトガル語、ドイツ語、イタリア語、韓国語、ベトナム語、タイ語、インドネシア語、タガログ語、中国語）。

https://www.mhlw.go.jp/bunya/kodomo/boshi-hoken10/index.html

【2021. 1. 18. 閲覧】

参考資料 （p.130 参照）

 ❹プロフィール、背景、支援者について情報収集する

　初診時にはこれらの項目を確認しておくことで、宗教上の配慮ができ、次回以降の外来受診時の対応がよりスムーズになり、かつ、より効果的にアプローチしていくことが可能になります。

※聞き取り項目　**資料 No.1**　　**資料 No.2**

1）氏名の読み方と呼称

2）出身地（国籍）

3）来日理由と在日期間

4）母国語、その他理解可能な言語*

　　（*日本語理解度フローチャート、p.34 参照）

5）渡航歴

6）出産する国・場所（以下、出産場所別フローチャート参照）

7）女性医師希望の有無（宗教上の理由で希望の方）

8）日本語を理解できる家族・友人の有無*

9）8）で確認した家族や友人はどれくらいの頻度で一緒に来院できるか*

　　外国人妊婦は孤立しやすいといった観点から、今回の妊娠期における
　キーパーソンも含めたケアが重要となります。

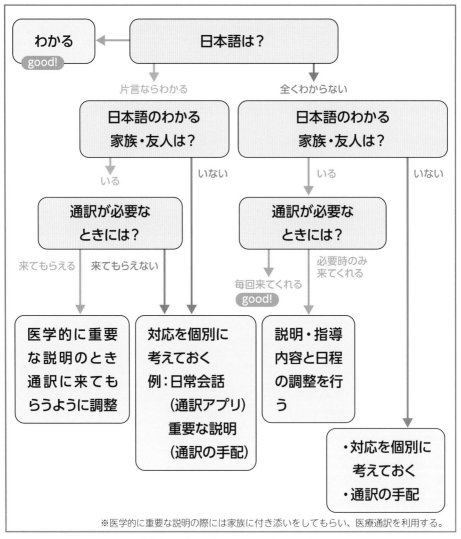

日本語理解度フローチャート

10) 問診を行いながら、日本語の理解度を確認する*

　　　会話は可能か、読み書き（漢字やひらがな）、日常生活の中での
コミュニケーション方法など、他者にも伝わりやすい形式で記録
するとよいです。　（*日本語理解度フローチャート、p.34 参照）

 **5 チェックリストを用いて必要な情報を計画的に確認していく
（個別対応・助産師外来の活用）**

■1）チェックリストを用いた計画的な情報収集や指導

　外国人妊婦は、両親学級などの集団指導に参加しても理解できない場合
が多いです。

　両親学級で案内する内容や、助産録で必要となる情報の収集、入院時や
分娩後に必要となる書類、入院中のスケジュール（クリニカルパス）、入
院中の面会などの規則、病棟案内など、施設で普段、日本人妊婦対象に実
施している指導をチェックリストにまとめておきます。妊婦健診と同じ日
に、別の時間枠を取って個人指導が行える場を作っておきましょう。

※外国人妊産婦チェックリスト　　**資料 No.2**

■2）個別対応・助産師外来の活用

　チェックリストを用いた情報収集や個別対応には、別途、時間と場を設
定します。妊婦には時間がいつもよりかかることを伝えておきましょう。
妊娠中に1回では終わらないことが多く、できれば複数回に分けての実
施を目指します。自施設にあれば、助産師外来の活用が有効です。

・**実施例：1回目妊娠24週前後、2回目34週前後**

　1回目には必ずチェックすべき項目、2回目は分娩に近づきその準備を
中心とした内容にしましょう。2回実施できない場合や臨月になってから
初めて受診した場合は、1回ですべて実施することになります。

　1回目に出生届の必要枚数を確認しましょう。その時にわからなければ、
必ず大使館や領事館に確認するように伝えます（事前に案内することで、
申請漏れを防ぐことができます）。

　宗教上配慮すべき項目があれば、必ず1回目に聞いて、担当部署と相

談してあらかじめ準備ができるかどうか確認しておきます（例えば、食事についてであれば院内の栄養課）。不可能であれば、対応を検討して伝えます（食事についてであれば、持ち込み食として家族に持参するようお願いするなど）。

Attention! ここに注意! 個別対応時の時間管理 ⚠

チェックリストの項目すべてを聞き取り、情報収集するには時間がかかります。まして通訳を通すと、日本人の指導に比較して、2倍から3倍の時間がかかります。

❻育児支援体制については必ず、妊娠中にあらかじめ情報収集しておく

外国人妊婦はサポーターが限られている、情報が得られにくいなどの理由から孤立しやすいので、育児支援体制について、細やかに確認しておくことが重要です。

第3章

妊娠中の対応

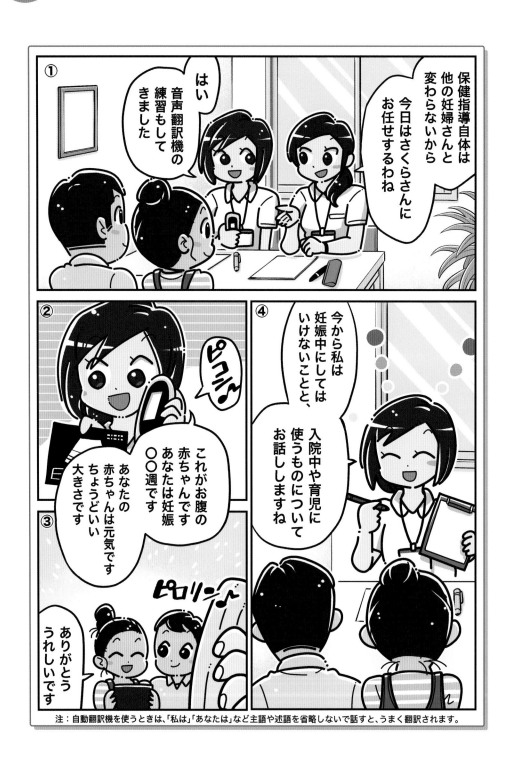

注：自動翻訳機を使うときは、「私は」「あなたは」など主語や述語を省略しないで話すと、うまく翻訳されます。

ポイント

1. 入院の準備物品・育児物品について確認する
2. バースプランを確認し、「できること・できないこと」を伝え、分娩の経過について説明する
3. 緊急時の対応（緊急帝王切開）について説明しておく
4. 不安軽減のため、入院生活のイメージがつくように説明する（クリニカルパス、病棟案内など）
5. 母乳育児・粉ミルク（人工乳）の使用について確認する
6. 分娩後の外国人特有の申請書類について確認する
7. 育児の方法は国によって違うことを理解する

 ### 1 入院の準備物品・育児物品について確認する

■国によって異なるため丁寧に

　入院するときに持参するものや育児準備物品は、国によって異なります。添付の資料を活用し、入院準備物品や育児準備物品を写真や絵で、妊婦と一緒に確認しましょう。　資料 No.8

　妊婦によっては準備物品を書いてある用紙自体が何なのか理解できないことがあります。用意するものを細かく説明し、例えば退院時にベビーが着用する洋服についても季節を考えるなど、丁寧に説明します。

■沐　浴

　沐浴は、臍の緒が取れるまでは身体を拭くだけ、たまにしか沐浴しないなど国によって違います。ベビーバスもバケツのような深いものや、小さなプールのようなものを使用したりする国もあります。どのようなものを購入したのか、どのように行うのか確認し、柔軟に対応することが必要かもしれません。

■翻訳アプリ・音声翻訳機の紹介

・Google 翻訳：長文でも入力できる。カメラ入力できる。最近、翻訳の

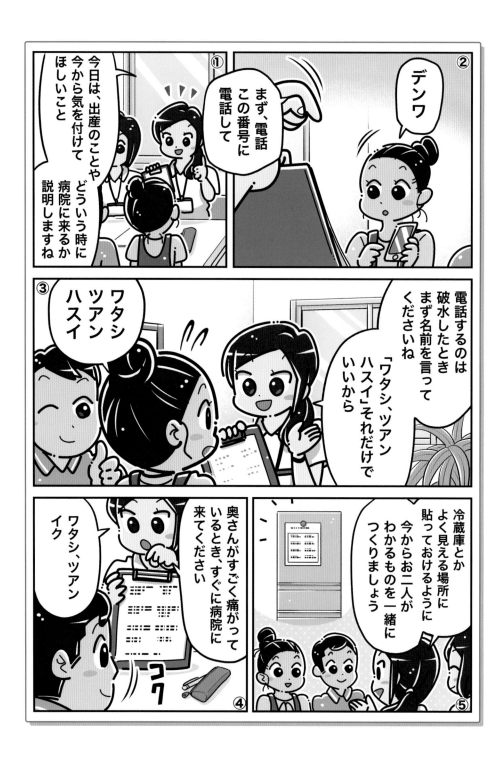

精度が上がってきている。

・VoiceTra®（ボイストラ）：バックトランスファー機能があり、自分が言った言葉が確認できる。

・Papago（パパゴ）：言語が多い。国際看護研修では使い勝手が良いという評判。

・ポケトーク®：日常会話に使える。

あまり使われていない言語では、不正確であることが多いので注意しましょう。

また、個人情報の入力については注意が必要です。過去には、ネット上のクラウド翻訳サービスに入力した文章が、他のユーザーにも閲覧できる状態で公開されていたということも起こっています。

 ②バースプランを確認し、「できること・できないこと」を伝え、分娩の経過について説明する

・分娩中および産後の過ごし方や対応、また夫・パートナーの立ち会いについて、用紙を用いて確認します。 資料 No.3

・宗教上、女性医師の対応でなくてはならないことがあります。休日・夜間の分娩の際にどうするのかを相談しておくことが必要です。

・分娩時に通訳する人がいるか・いないかを確認し、「息を吐く」「息を吸う」「いきむ」「リラックス」という言葉の母国語は紙に大きく書くなどの工夫をしておくのも良いかもしれません。 資料 No.9

・予定帝王切開や日勤帯での分娩時など、こちらで通訳が手配できる場合は、通訳者の性別、対応方法にも注意が必要です。

★できないことは、はっきり「できない」と伝え、あいまいな回答をしないようにしましょう。

・陣痛発来の徴候を説明します。 資料 No.4

・異常時や陣痛発来などの来院前の連絡方法について確認しておきましょう。 資料 No.4

「名前、ジンツウ、イク」などの他にも「ハスイ」「血が出た」「赤ちゃ

んが動かない」など異常を示すような簡単な日本語については、練習して覚えておいてもらうこともよいでしょう。

資料 No.9

 ❸緊急時の対応（緊急帝王切開）について説明しておく

外国人妊婦の分娩においても緊急帝王切開への準備は必要です。

緊急帝王切開となると、医療スタッフの動きはより煩雑になります。日本人相手であれば説明もスムーズですが、外国人妊婦の場合、どうすればよいのでしょうか？

事前にできる準備として、妊娠中の外来において分娩進行について指導するときに、あらかじめ異常分娩に関する内容も含めて説明し、緊急時用の同意書などについても確認しておきます。

上記の準備をしたうえで、緊急時には外国人妊婦やその家族への対応、説明が求められます。

「本人や家族へ直接伝えたいがうまく伝わらない」「医療通訳の手配も困難な可能性がある」「なるべく正しく状況を理解していただく必要がある」

このような状況に適切に対応できるように、外国人妊婦の母国語または正確に理解できる言語での状況説明用紙を準備しておきましょう。

資料 No.5-2

長々とした説明は不要です。帝王切開をすること、その理由を確実に伝えます。

★「理由（①母親の命の危険、②胎児心拍異常、赤ちゃんの命の危険、③分娩停止、④出血が多い、胎盤が先にはがれている状態）のため、今すぐに帝王切開をする必要があります」

これらを外国人妊婦の母国語で、キーワードとして示すことが効果的であると考えられます。　資料 No.4

外国語版母子健康手帳に掲載されている指差し受診対話集の中に、一部活用できる内容もあるので、確認してみましょう。

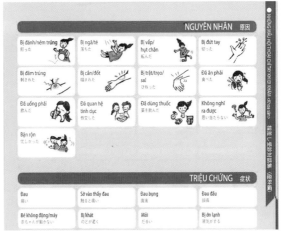

**図　母子健康手帳ベトナム語版の指差し受診
対話集の例**

(母子衛生研究会発行．2020年版，p.65 より引用)

 **4 不安軽減のため、入院生活のイメージがつくように説明する
（クリニカルパス、病棟案内など）**

■1）産後のスケジュールの説明　　資料 No.6

・入院中のスケジュールについては、入院までに、絵がついているクリニ
　カルパスなどを使用してわかりやすく説明します。外国とは入院期間や
　費用などが違うことも多いので、トラブルを防ぎ、不安の軽減のために
　も理解してもらうことが大切です。

・日本の産後の入院期間は外国に比べると長いです。海外では、国によっ
　ては出産が順調で母子ともに元気であれば産後6時間から24時間以内
　に退院となり、退院後に助産師が家を訪問する場合もあります。スケジ
　ュールを説明する際に、なぜ日本では入院期間が長いのかについても説
　明する必要があります。

●日本はどうして入院期間が長いの？

　欧米では医療費が高く、産後の訪問制度が整っているため、入院期間が
短くなっています。一方、日本では、産後の訪問制度がなかったり、出産
時の入院費をカバーする制度が整っていて費用の負担が少ないことが理由
として考えられます。

■2）食　事

①食事のアレルギーの有無

②宗教上食べることができない食品の確認

③文化の違いで産後に食べてはいけない食品の確認（例：冷たいものを食べたり飲んだりしてはいけない）

外国人の食文化が日本人と違うのは当たり前です。十分な栄養が摂れなかったり、食べることができないことでストレスを感じたりしないように、上記について聞き取りし、準備しておくことが必要です。

食文化は国によって違いが大きく、特に宗教上食べてはいけないものがあるときは注意が必要です。

イスラム教では豚肉を食べてはいけないことを知っている人は多いと思いますが、場合によっては単に豚肉料理を提供しない、というだけでは不十分なときもあります。豚由来成分は一切使用しないハラール食でなければならないこともあるため、豚はエキスとしていろいろな食物に使用されていることにも注意が必要です。個人によって注意をしなければいけない細かい基準が違うため、戸惑うことがないように、前もっての情報収集が鍵となります（例：豚肉として見えていたらだめなのか、エキスや粉末など見えないものに含まれているものもだめなのか）。

イスラム教では食事をするときは右手を使うのがマナーですので、右手を使って食べやすいように配膳するのもちょっとした気遣いです。

★入院中の食事については、前もって、正確に情報収集するようにしましょう。

■3）病棟案内　　資料 No.7

病棟案内では、次の点に重点をおいて行いましょう。

・入院のルールをわかりやすく伝える

・面会の時間や人数などの制限についてわかりやすく伝える

面会については外国人に限ったことではありませんが、産後に大勢の家族や友だちが面会に来ると、他の入院患者や面会者が戸惑うこともあります。面会の時間や人数については入院前に説明しておき、再度、入院した

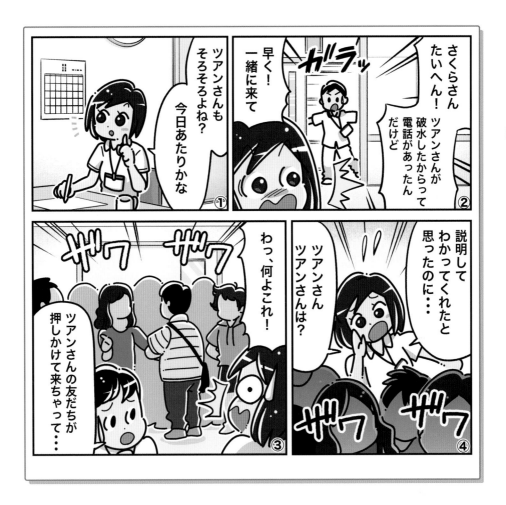

ときにも伝えることが大切です。

5 母乳育児・粉ミルク（人工乳）の使用について確認する

　新生児の補足用ミルクは、日本ではそれぞれの施設で用意していることが多いと思われます。しかし、イスラム教徒は日本の粉ミルクを使えません。粉ミルクの中の動物性の材料の中に豚由来の成分が含まれているからです。そのため、日本の粉ミルクを使わずに自分の国から粉ミルクを送ってもらう方が多いです。日本のあるメーカーを特定して希望される場合もあります。

妊娠中に、どのような対応にするか確認しておく必要があります。

★母乳や育児に対する考え方は国や個人によって違います。日本の良いところ、母国の良いところを取り入れながら、楽しく育児ができるように支援しましょう。

・日本の母乳育児率は外国から比べると高く、期間も長いです。共働きが多く女性の産後の社会復帰が早い国では、母乳からミルク（人工乳）に変更する時期が早いことも多いので、母乳の利点を伝えながら無理のないように、母乳育児を勧めることが大切です。

・災害時に使用できる液体ミルクを主に使用する国（北欧、アメリカ）もあるので、粉ミルク（人工乳）の作り方を併せて指導する必要があるかもしれません。

 6分娩後の外国人特有の申請書類について確認する

・外国人が日本で子どもを出産したときは、日本人のときとは異なる手続きが必要です。出生届は、大使館に提出する必要があるのか、在留資格やパスポートの申請時に必要なのかなど、個人（国）によって違います。

・申請書類は日本人でもわかりづらいことがあります。何が必要かを説明し、日本語を理解できる人や翻訳されたサイトを参考にして、直接、大使館や領事館に確認してもらいましょう。

■外国人特有の申請書類
①パスポート発行申請、②在留資格取得許可申請　30日以内。
★申請書類については大使館や領事館への確認を促しましょう。

7育児の方法は国によって違うことを理解する

　外国では、産後のケアや新生児のお世話をしてくれる専門の人がいるところもあります。また育児を祖母や乳母が行い、母は休養に専念し育児を行わないのが当たり前というところもあります。

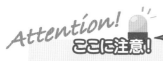

ここに注意！　育児支援 ⚠

　外国では産後のケアや新生児・乳児のお世話をしてくれる専門の人がいます。

産褥ナニー：シンガポールや東南アジアで産後１カ月の育児のサポートや家事のサポートを行ってくれる人。

ナニー：日本では乳母。イギリスではベビーシッターとは違い、育児を行う専門の人を指し、王室のジョージ王子やシャーロット王女のお世話をする住み込みで働く有名なナニーもいる。

ドゥーラ（doula）：お産の入院期間が短く、核家族の多いアメリカで、お産の立ち会いから産褥のケアや新生児・乳児のケアを行う人。

　退院後の育児支援について、家族・友人の支援があるかに加えて、こういった支援を希望しているか、話を聞いておきます。育児支援者が少ない場合は、行政の産後ケア事業が第一選択です。利用する予定があれば、公費負担の対象になるか調べて、妊娠中に申し込みをしておいてもらいましょう。対象でなければ、高額にはなりますが私費利用も可能な施設・事業所があります。中国の方は希望することが多いようです。

　紹介する場合には、基本的に自費で高額の負担になること、公費負担の有無は居住地によってちがうこと、また公費負担がある場合も上限日数があることなども併せて説明します。

第3章
妊娠中の対応

分娩時・入院中の対応

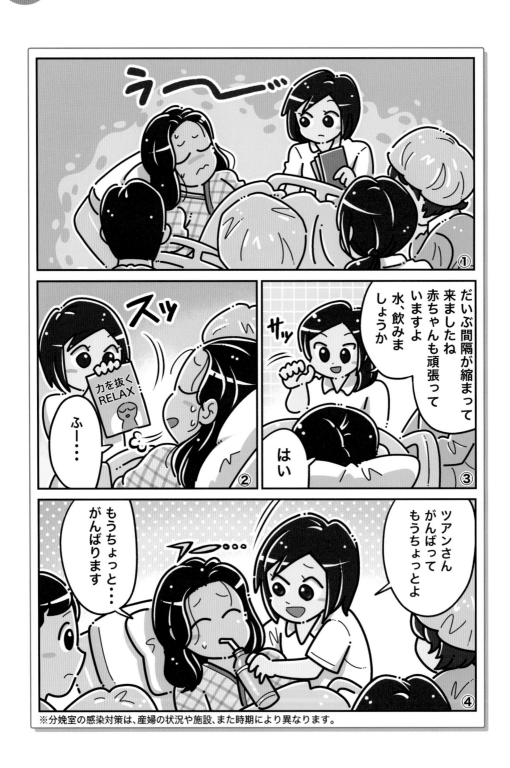

※分娩室の感染対策は、産婦の状況や施設、また時期により異なります。

ポイント

（分娩時）

1 日本語の理解力に応じて、産婦に母国語で話しかける

2 緊急時の対応については、妊娠中に準備しておいたものを活用する

（入院中）

3 分娩直後からチェックリストを活用、確認しながら、配慮を行い、指導が漏れないように、指導計画を立てていく

4 入院中の注意事項は事前に説明しておく

5 孤独にならないように支援する

6 退院時には必要に応じて、地域と連携を取る

第4章

分娩時・入院中の対応

1 日本語の理解力に応じて、産婦に母国語で話しかける

　普段、日本語で話をされている産婦も、陣痛が来ると、母国語ではない第2言語の日本語は耳に入ってこないかも知れません。そこで簡単な言葉は、産婦の母国語で話しかけましょう。

　「リラックス」「いきむ」「息を吐く」「息を吸う」

　これらの母国語を妊娠中に確認しておきます。妊婦や家族に書いてもらっておくのもよいでしょう。

資料 No.9

　分娩時には、やさしい日本語やジェスチャーにより意思疎通が可能なことがあります。産婦にタッチングしながら、しっかりと目を見て、身振り手振りを交えて話しましょう。

51

❷緊急時の対応については、妊娠中に準備しておいたものを活用する

　異常を認め、対応決定を迫らなければいけないときのために、理解可能な言語での簡単な説明用紙を準備しておくとよいでしょう。

●胎児心拍数の低下による急遂分娩が必要な場合

　「赤ちゃんの心拍が弱っているので、帝王切開します」

●出血が止まらない場合

　「出血が止まらないので、輸血します」

●分娩進行が停止した場合など

　「お産が進まないので、薬剤を使います」

　「お産が進まないので、帝王切開します」

　資料 No.5-1　　資料 No.5-2

 ❸分娩直後からチェックリストを活用、確認しながら、配慮を行い、指導が漏れないように、指導計画を立てていく

　外国人妊産婦が入院したら、チェックリストを使い、退院までのスケジュールを確認します。入院中は毎日、担当者がチェックリストを確認しましょう。

　沐浴指導、調乳指導、退院指導は個別に行い、そのときにさまざまな質問に答え、退院後の育児を見すえた指導をします。日本人妊産婦と同じ指導を行いますが、言葉の問題があるため、個人指導が望ましく、通訳を手配して、まとめて実施していく必要があります。通訳者や家族、友人などで日本語ができる人の都合を聞き、できる限り早い段階で調整を行います。

　退院までに指導を受けられるように、終わらせなければいけないことが漏れないように、日程調整をしていくことが必要です。通常、日本人では褥婦自身にしか行わない指導も、外国人の場合は夫・パートナー、家族などの育児支援者が来院できる日に一緒に行うのがよいです。

　外国での出産・子育てに不安を感じる方も多いと考えられるので、日本

人より丁寧な支援が必要です。

資料 No.2

Attention! ここに注意！ 土日に注意

入院中の指導の日程調整においては、曜日を意識しましょう。4〜5日の入院期間なので、土曜日・日曜日をはさむと日が限られてしまいます。夫・パートナー、家族への指導や、通訳の手配の調整がとても難しくなることがありますので、注意が必要です。

❹入院中の注意事項は事前に説明しておく

入院中のことについては、あらかじめ妊娠中に病棟案内などを行って、説明します。

資料 No.6-1　資料 No.6-2　資料 No.7-1

ダウンロードできます

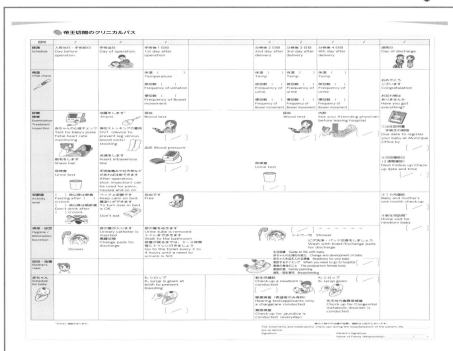

帝王切開のクリニカルパス

5孤独にならないように支援する

■1) こまめに訪室し、声をかける

　言葉が話せない・伝わらないことで入院中は孤独になりやすいです。言いたいことも言えないこともあるため、こちらから気を付けて声をかけていくようにしましょう。

■2) ビデオ通話・アプリ

　ビデオ通話についても、母国語を話せる環境を提供しておくことも大切です。一方で、総室で大きな声でビデオ通話をされたり、専用スペースを長時間、使ったりする方もいるので施設の状況に応じて、ルールを伝えます。施設の状況にもよりますが、Wi-Fi環境があれば、ルールを確認したうえで提供します。

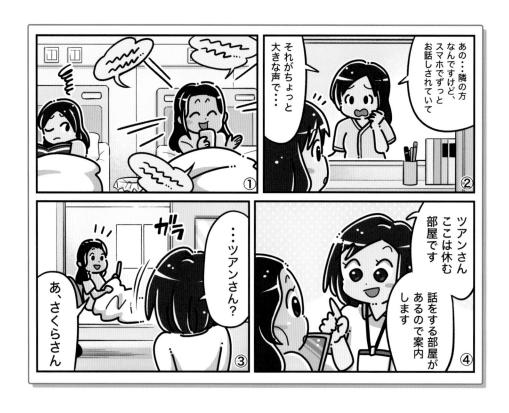

⑥退院時には必要に応じて、地域と連携を取る

　退院日には、会計について説明し、母子健康手帳を返却、2週間健診、1カ月健診などの受診の案内をします。何か問題があれば、日本人の場合と同様に地域と連携を取ります。

Column **私の体験**　「胎盤を持って帰りたい」

　「胎盤を持って帰ることができますか？」「胎盤を家に持って帰り、牛乳につけて生臭さをとってから調理して食べるのです。なんで日本人は食べないのですか？」と言われました。

　オーストラリアでは、胎盤は赤ちゃんの兄弟のようなものなので庭に埋めておく習慣があるとのことで、胎盤を自宅に持って帰りたいと言うのです。

Advice

　これについても、日本の場合は、胎盤は処理の方法が決まっていて、胎盤は渡せないということをはっきりと伝えます。また、空輸ができないことなども説明します。

第5章

2週間健診・1カ月健診（退院後）の対応

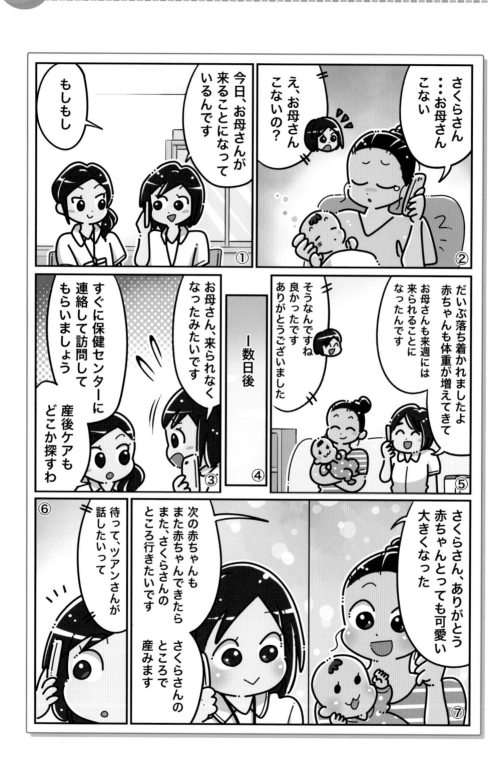

> ## ポイント
>
> **1** 一般的な産後健診時に必須の説明資料は外国語版を作成しておく
>
> **2** 乳児医療や健康保険の手続きを終えているか、子どものかかりつけ医を決めたのか、児の異常時の対応について確認する
>
> **3** 入院中に伝えている日本での産後支援の必要性と利用方法の理解を確認する
>
> **4** 母国の育児との違いで困っていることはないかを確認し、援助が必要な場合は保健センターへ連携を依頼する

 1 一般的な産後健診時に必須の説明資料は外国語版を作成しておく

　施設で行われている産後健診で利用されている資料が日本語だと、お母さんにも医療者にとっても理解しにくいですね。そこで、エジンバラ産後うつ病質問票（EPDS）などの質問票、産後に説明に利用する資料などは、外国版を事前に作成しておきましょう。参考となる資料を巻末に掲載していますので、ぜひご活用ください。

　産後健診用の「エジンバラ産後うつ病質問票（EPDS）」「赤ちゃんへの気持ち質問票」は多言語版があります（アラビア語、中国語、ノルウェー語、ポルトガル語、パンジャーブ語、英語、スペイン語など36カ国語）。

参考資料　p.132

●公益社団法人日本産婦人科医会

「母と子のメンタルヘルスケア」

https://mcmc.jaog.or.jp/pages/epds【2021.2.25.閲覧】

❷乳児医療や健康保険の手続きを終えているか、子どものか かりつけ医を決めたのか、児の異常時の対応について確認 する

　医療制度の異なる海外から来られた方々にとって、出生した児の健康保険証や乳児医療の手続きをするのは、当たり前ではないかもしれません。しかし、これらの手続きをしておかないと、金銭面で大きな負担となります。このため、保険診療に関する手続きは完了しているか確認しておきましょう。また、出生した児に受診が必要なことが起こるかもしれませんし、生後 2 カ月からは予防接種も始まります。日本で受けることのできる小児科医療を適切に利用できるよう、子育てをしていく上で相談しやすい"かかりつけ医"を決めること、緊急時の受診先について確認することは重要です。いずれも、外国語版の説明資料を準備しておくと便利です。p.62 に英語での制度の説明を掲載しています。参考にしていただき、施設に適した文章におきかえてご利用ください。

■1）乳児医療証、健康保険証の手続きは完了しているか

●理由：医療機関を受診するために整えておくべき、小児医療制度利用の手続きの確認

　完了していない場合は、手続き先等の情報提供を行いましょう。また、それぞれの制度についての説明が必要な場合もあります。乳児医療証は住民票のある役所で、健康保険証は国民健康保険は役所、それ以外は会社等で手続きを行います。

■2）小児科かかりつけ医が決まっているか

●理由：予防接種や病気になったときに受診・相談できるような場所の確保のため

　小児科のかかりつけ医が決まっていない場合、自施設で対応できないときは、保健所や子育て包括支援センターなど、母子支援の部署で保健師などに相談してもらうよう勧めてみます。自分たちで周囲に尋ねて、かかりつけ医を見つけるように促しましょう。

●理由：子どもの異常発生時、言葉の問題などで慌てないよう適切に対応
　　　するため

　情報を持っていない場合は、対象地区の区役所や保健センターなどで発
行している外国人向けの資料を確認してください。

Attention! ここに注意！ | こども医療電話相談事業 ♯ 8000 ⚠

　こども医療電話相談事業♯ 8000 とは、休日・夜間に、子どもの症
状にどのように対処すればよいのか、医療機関を受診したほうがよい
のかなど判断に迷ったときに、小児科医師・看護師に電話で相談でき
るものです。♯ 8000 は全国同一の共通番号で、自動で居住地の都道
府県の相談窓口に転送されます。

Advice

　「発熱（38℃以上）」「けいれん・ふるえ」など気になる症状ごとに、
示される症状をクリックしていくと、対応が示される「こどもの救急」
というサイトもあります。英語、簡体中文、繁体中文に対応しています。

●公益社団法人日本小児科医会「こどもの救急」

　http://kodomo-qq.jp/index.php【2021.2.25. 閲覧】

❸ 入院中に伝えている日本での産後支援の必要性と利用方法の理解を確認する

　産後の母子支援は各国で大きく異なります。このため、日本では当たり
前の産後支援の制度を“不必要”と考える方もいるかもしれません。母子
を支えるのに必要な制度だということを説明し、また無料で受けられる制
度なので、上手に活用してもらえるよう伝えていきましょう。以下に、英
語での小児医療費助成制度の説明を掲載しています。参考にしていただき、
施設に適した文章におきかえてご利用ください。これらについては、妊娠
中か入院中にあらかじめ説明しておきます。

小児医療費助成制度
Pediatric care subsidy program

子どもには「小児医療証」が発行され、診療が受けられます。

Babies and children's medical subsidy eligibility card (Shoni Iryo Sho) will be issued for the baby check-up.

この制度は医療費の一部が助成される制度です。

The program will cover a certain amount of the medical fees.

ただし、市町村によって助成対象となる子どもの上限年齢や家庭の所得制限が違います。

However, the terms and conditions depend on the municipality.

■新生児・乳児訪問、乳幼児健診や予防接種の必要性と利用方法について理解しているか

●理由：母国の制度や風習により必要性を感じていないこともあるため

　居住地区の訪問制度や健診時期や予防接種の制度を知らない、必要だと感じていない場合は、それぞれの制度について説明し、必要性を伝え、うまく活用してもらえるようにしましょう。それでも必要性を理解していただけない場合は、地域と連携して、支援の継続性が切れないようにしておきましょう。

 4母国の育児との違いで困っていることはないかを確認し、援助が必要な場合は、保健センターへ連携を依頼する

　母国とは異なる日本の母子支援制度や子育てに、戸惑いを感じているお母さんもいるかもしれません。母国の文化や風習を尊重し、日本での子育てがスムーズにできるよう支援します。また、施設から保健センターにうまくバトンタッチできるよう、必要な情報提供も行います。

　1）"母国と日本の育児での違い"をふまえ、退院時の育児についての

指導と生活習慣との兼ね合いなどで困っていることはないかを聞き、対処方法を一緒に考えて不安を解消しましょう。

2）同様に、あまりに逸脱した行動がとられていないか、確認しておきましょう。

3）担当保健師とのつながりが、現状どうなのかを確認し、地域での支援体制について再度、情報提供しましょう。

4）地域連携の必要性を説明し、担当保健師への情報提供について同意をとっておきましょう。

連携のポイント

> **肝心なのは「連携の中身」**
> ・患者の情報を**共有する**
> ・患者のリスクマネジメントを**一緒に行う**
> ・患者の QOL 向上につながる具体策を**一緒に考える**
> ・役割分担を**一緒に決める**
> ・ケアの評価を**一緒に行う** など
> 例えばこのようなことを「誰が」「いつ」「どのように」行うか、などを**具体的に決めて実践**すること
>
> （和歌山県長寿社会課　前地伸浩）

Attention! **ここに注意！** 　**産後の健診に来なかったとき**

・まず電話する

・電話に出ないときは、他の連絡先に電話をする

・保健センターに連絡

　心配な事柄がある場合は、すぐに訪問してくれるように、依頼しましょう。

メディカ出版の おススメ！ 9 2021

図解・イラストで楽しく学べる好評書!

手術・麻酔 — オールカラー

オペナーシング2018年秋季増刊
イラスト&画像で各科の手術がバッチリ!
オペナースのための"イイトコ取り"解剖図

新人がつまずきがちな臓器や神経・血管の配置や注意点が解剖図と術野写真&検査画像でパッと理解できる!器械出しの予習・復習に最適!

小西 敏郎 監修

> 器械出しに役立つ解剖イラストが満載!

●定価4,400円(本体+税10%) ●B5判 ●248頁 ●ISBN978-4-8404-6254-9

整形 — オールカラー

整形外科看護2020年秋季増刊
いちばん使える 整形外科ならではの看護技術
超ビジュアル系book! 640点の画像・イラストで見てわかる

画像・イラスト満載で、紙面を眺めるだけで看護技術が学べる!「整形外科ナースならここまでやる」という実践知を凝縮した一冊!

萩野 浩 編集

> 整形外科ならではの専門的なケアを徹底解説

●定価4,400円(本体+税10%) ●B5判 ●256頁 ●ISBN978-4-8404-7075-9

消化器 — オールカラー

消化器外科ナーシング2018年秋季増刊
手術の流れからケアのなぜ?がわかる!
消化器外科 50の術式別術後ケア イラストブック

定番術式をはじめ、姑息的手術など注目すべき術式・ケアを解説!手術の流れと操作が図解で学べ、ケアの根拠がわかるから新人指導にも役立つ。

馬場 秀夫 監修

> 図解で驚くほどわかる!必須&最新術式

●定価4,400円(本体+税10%) ●B5判 ●256頁 ●ISBN978-4-8404-6351-5

小児看護 — オールカラー

ネオネイタルケア2018年春季増刊
はじめてでもよくわかる!
新生児の循環管理 ビジュアル大図解

循環管理の必須知識を大きな図解・イラストで解説!病態生理、検査・モニタリング、薬剤はもちろん、具体的な対応を学べるシーン別Q&Aも実践に役立つ!

増谷 聡 編著

> 注意点別!NICUで使用する循環器用薬 一覧つき

●定価4,400円(本体+税10%) ●B5判 ●248頁 ●ISBN978-4-8404-6267-9

管理・施設内外との連携

第6章 管理・施設内外との連携

ポイント

1 指導や情報収集が円滑に進むように、全スタッフが情報共有
できる仕組みをつくる

2 医療費未払い、非正規滞在に関する報告を受けた場合、組織
としての対応を考える

3 管理者として調整が望まれる、言葉や文化の違う人たちへの
配慮のポイントを確認する

4 施設内外との情報共有・連携の仕組みおよび体制（チーム）
づくり

1 指導や情報収集が円滑に進むように、全スタッフが情報共有できる仕組みをつくる

　外国人妊産婦専用のチェックリストを基に、個別指導を実施していきます。
　チェックリストは紙ベースにするのか、電子カルテに入れるのかをそれぞれの施設で決めましょう。

　どちらにしても、外国人妊産婦専用のチェックリストの存在を、全てのスタッフが知っていて、誰が担当しても一貫した対応を実施できるような体制づくりが必要です。

　誰もがチェックリストの場所を知っているように施設でルールを決めて、周知することが大切です。チェックリストを作成したら、青いファイルに入れて特定の場所で管理している施設もあります。指導するときには、そこからファイルを出して続きを記入していきます。分娩のために入院してから退院するまでずっと、そのチェックリストを基にして、必要事項の確認や書類の準備、指導などを行います。

2 医療費未払い、非正規滞在に関する報告を受けた場合、組織としての対応を考える

　訪日外国人に対する医療費の価格設定は、それぞれの医療機関によって異なります。訪日外国人が分娩し医療費未払いとなっているケースもみられ、出国してしまうと徴収が困難となることが予想されます。外国人に限らず医療費の未払いは病院経営を圧迫されかねませんので、日本人の場合と同じように対策は必要です。

　もし、通院している外国人妊産婦において医療費未払い、非正規滞在の外国人であった場合、管理者は病院としての対応を決めておきましょう。

　外国人だから特別ということではなく、日本人と同様に対応します。

　管理者として、差別や偏見がないようにスタッフへ周知しましょう（「外国人イコール未払い」などの偏見に注意する）。

●参考になるホームページ

非正規滞在外国人に対する行政サービス（日本弁護士連合会、2016 年 2 月発行）

https://www.nichibenren.or.jp/library/ja/publication/booklet/data/gyosei_serv_pam_ja.pdf 【2021.1.18.閲覧】

3 管理者として調整が望まれる、言葉や文化の違う人たちへの配慮のポイントを確認する

　外国人妊産婦を施設で受け入れるにあたり、1）言語対応、2）宗教や文化的な違いによる要望（制限）、3）経済的な問題、は現場のスタッフだけでは解決できない問題であり、管理者にはそれらの調整を行うことが望まれます。

■1）言語対応

　外国人妊産婦の日本語能力の程度により、言語対応として整える必要がある環境は違います。

多言語問診票や産科医療補償制度の外国語版など、既存のツールの利用（「第2章・初診時の対応」「第3章・妊娠中の対応」参照）が有効ですが、識字に問題がある場合や、帝王切開や誘発分娩など、医療的介入の説明時などは、通訳者の確保が必要な場合が多いです。

　音声翻訳機やアプリによる翻訳は、入院中の生活上の会話や簡単な症状の把握には有効ですが、以下のような外国人妊産婦本人やパートナーの承諾・署名を得る必要がある場面では、通訳者を準備することでトラブルを回避できます。

●医療介入について、必要性を理解してもらい承諾を得る必要が予測される場合

●宗教や文化の違いによる施設側への要望についての内容確認、施設側の対応が可能な内容と対応の限界についての説明の場合

　医療の場面だけでなく、検査や事務などにおいても、言葉が通じないことにより妊産婦も職員も混乱する可能性があります。産科外来だけが音声翻訳機や翻訳アプリを使用するのでなく、妊産婦にかかわるすべての職種で共有できる仕組みが必要です。

　すべてを理解してもらうための努力ではなく、妊産婦の不利益にならないために必要なことのみを伝えます。外国人妊産婦に対応するチーム全体で目標を一致させることも、チームで関わるうえで大切です。

　医療通訳の手配にはお金がかかり、言語によっては確保が困難なときもあります。

　医療に関わる承諾をとるときの通訳が友人や親戚で良いのかなどの問題は、病院として前もって決めておくことが必要です。

■2）宗教や文化的な違いに対する要望（制限）

　外国人妊産婦を施設で受け入れるにあたり、言語・宗教・生活上のルールなどの相違に戸惑ってしまいますが、外国人妊産婦本人も同様に戸惑っておられるでしょう。

　施設側への要望として多いのは、「女性医師を希望する」「食事についての制限」への対応です。

●①女性医師を希望する

　宗教上の理由で、夫以外の男性に肌を見せることが許されていない方がいます。

　初診の時点で要望を聞き、施設側でできる範囲を明確に伝えておく必要があります。

● 主治医の設定

● 時間外診察の場合、必ずしも女性医師ではないことがある

● 分娩時に主治医以外の男性医師が応援として分娩室に入る場合がある

● 産科は女性医師が担当するが、新生児を診察するのは男性医師である場合がある

● 採血やレントゲン撮影などの技師は女性でない場合がある

● 母体・胎児に命の危険が迫っている場合、男性医師の医療行為が行われる場合がある

　上記などについて了承しておいてもらうことが重要です。

　宗教上の理由での要望に対しても、できないことがある場合ははっきりと伝えます。

　伝える場面では、正確に伝わるように通訳に入ってもらい、伝えた内容をカルテに記載します。

　自施設が妊産婦からの要望に対してどのように対応するのか、あるいは対応できないと判断したのかを、妊産婦に関わるすべての職種が理解できるよう、情報共有する会議を持つことも重要です。カルテ内での情報共有や、産科だけでなく検査科や、トラブルとなったときの対処のために事務部門も交えて行います。

●②食事に対する要望（制限）

　豚肉・牛肉が禁止されている、その成分が使用されている調味料も使用できない、専用の調理工程以外の食事は食べることが禁止されている場合、対応が必要です。

　どの範囲までの禁止事項があるのかを産科で情報収集して確認し、自施設での対応について可能であるのかを検討する必要があります。

　看護部門と栄養部門（管理栄養士、調理担当責任者）、および事務部門

（コスト、料金設定など）を交えての話し合いが必要です。

　自施設での対応が難しい場合は、家族からの持ち込みとするのか、ハラール食の店舗から取り寄せるのか、施設での可能な対応とそれに対するコストをどう設定するのかを、事務部門と話し合い決定することが必要です。

●③病院の規則、ルールの確認

　妊娠中や入院時のオリエンテーションで病院の規則やルールについては説明していると思いますが、伝わりにくいことや自国の病院のルールと違うために妊産婦がなかなか理解できないことがあります。管理者として、できることとできないことをはっきりと伝えるためにも、再度確認しましょう。

●面会制限や面会時間：何人まで面会可能なのか、面会時間は何分まで可能なのか

●消灯時間：夜間の過ごし方

●携帯電話の使用方法

●持ち込み食：食中毒の予防について

 ❹施設内外との情報共有・連携の仕組みおよび体制（チーム）づくり

■1）施設内の連携

　看護部・栄養部・地域連携室・医事課および小児科・手術部・他科外来など関係する部署への協力依頼を行います。

■2）地域の保健医療サービスとの連携

　特定妊婦の対応と同様に、外国人妊産婦については早期からの地域との支援連携が必要な場合があります。

　特定妊婦のリスク因子の一つに、「外国人」があります。すべての外国人妊産婦について、特定妊婦として情報提供が必要ではないかもしれませんが、産科施設だけでなく、地域とつながり、支援を得ることができる体制は、分娩後の子育て支援にもつながっていきます。

出生連絡票については、記載のしかたを丁寧に教え、送付までを確認、支援します。

■3）利用できる院外リソースに何があるかの把握と連携方法の作成

　公的な支援サービスだけでなく、外国人妊産婦支援が可能な周辺地区のリソースの把握も重要です。地域の中に各国のコミュニティが存在することがあります。また、そのコミュニティを支援する NPO・NGO など民間支援団体があります。通訳としての支援や生活習慣や日本での生活を円滑にするための協力を得ることができる場合があります。このような調整は、産科スタッフが行うのではなく、病院の管理者、もしくは管理者の代理として、事務部門がリソース側へ連絡することが望まれます。

災害への備え

第7章 災害への備え

> ## ポイント
> **1** 外国人妊産婦の災害への備えについて確認する
> **2** 避難経路の確認と安全な場所の確保が必要なことを説明する
> **3** 入院オリエンテーションで非常出口の場所と避難方法について説明する

 1 外国人妊産婦の災害への備えについて確認する

　防災グッズをどのくらいそろえていますか？　外国人妊産婦にも災害への備えについて確認することは必要です。「言葉が話せないから」「外国人だから」ということで災害時に困ることがないように情報提供を行いましょう。

　災害が起こるとスーパーやコンビニに人が殺到し、水・ガスボンベ・缶詰が売り切れとなります。「起こってからでは遅い。日頃から必要」とは思いつつも、行動に移せないのが災害への備えです。

　ほとんどの大規模災害被災地の施設では、救命救急が優先されるため、長期間にわたり通常診療に対応できないことが多いです。分娩予定の施設にも同じことが起こるかもしれません。また、外出時に被災することも考えられるため、母子健康手帳は必ず身につけることを説明しましょう。

　また常用薬がある場合は、3〜7日分は持ち歩くように伝えましょう。

　赤ちゃんのミルクは、常温で保存できる液体ミルクが災害時には役立ちます。ただ賞味期限が粉ミルクより短いので注意が必要です。

教えて役に立つかも!?✨

・寝るときは靴をそばにおいて寝る
・笛に名札をつけたものを用意する（災害時に位置を知らせることができる。
　靴のそばに置いて寝る）
・食器棚やタンス、冷蔵庫の扉など開き戸にロックを装着する
・湯船にお湯を溜めておく（シャワーを使用することがほとんどだと思われるが）

 2 避難経路の確認と安全な場所の確保が必要なことを説明する

　防災、災害時に役立つ情報の入手方法について情報提供しましょう。

　災害・急病・怪我など、緊急時の対応についてそれぞれ具体的に説明します。

　警報の種類について説明しましょう（高齢者等避難、避難指示、緊急安全確保）。

　外国人向け災害時情報提供アプリ Safety tips を携帯にダウンロードすると、情報を得ることができます。市役所、区役所、町役場、村役場には外国語版のハザードマップがあります。

 3 入院オリエンテーションで非常出口の場所と避難方法について説明する

・避難経路は紙面上だけでなく、実際に経路を歩いて説明します。
・非常時に、新生児を抱っこして避難するのか、避難用抱っこひもを使用するのか、自施設の避難方法を説明し、理解されたかを確認しましょう。

☆非常時案内

非常出口	Emergency door
非常階段	Emergency stairs
非常用品	Emergency supplies
部屋にいてください	Please wait in the room.
安全な場所に避難しましょう	Evacuate to a safe place.

資料

参考資料

注) 資料は、ご施設の診療やケアに沿って、ご利用ください。

資料の使い方

■産婦人科問診票について　資料 No.1

　外国人妊産婦の方が初診で来られたときに、日本人の初診問診のように言葉で既往歴を確認することは困難です。この問診票は、産婦人科の初診であっても、合併症がある場合も想定し、代表的な内科疾患や手術歴などの有無、治癒しているのか、治療中なのかなど、□（チェックボックス）への記入により確認できます。

■外国人妊産婦チェックリストについて　資料 No.2

　このチェックリストは、限られた妊婦健診の回数の中で、妊娠・分娩・産後に必要な外国人妊産婦の国籍・宗教・母国語・日本語の理解度など、基本的な情報をもれなく収集し、もれなく情報提供するためのものです。

　多くの施設で利用が可能な内容としています。

　自施設で項目を追加し、外国人妊産婦の「何が起こるかわからない不安」を和らげることを目標に、活用してください。

■参考になるホームページ

●公益社団法人 日本小児科医会 国際委員会

https://www.jpa-web.org/about/organization_chart/international_committee.html【2021. 2. 7. 閲覧】

　海外渡航に必要な予防接種証明書、健康診断書、携行薬物証明書などが英文のワードファイルで提供されています。海外の予防接種についても紹介されています。

◎予防接種のスケジュール　英語版

2020 English JPS Immunization Schedule.pdf (jpeds.or.jp)

◎こどもの救急（公益社団法人 日本小児科医会）【2021. 2. 7. 閲覧】

http://kodomo-qq.jp/en/index.php　日本語

http://kodomo-qq.jp/en/index.php　英語

http://kodomo-qq.jp/zh-hans/index.php　簡体中文

http://kodomo-qq.jp/zh-hant/index.php　繁体中文

●公益財団法人予防接種リサーチセンター
外国語版「予防接種と子どもの健康 2020 年度版」
https://www.yoboseshu-rc.com/pages/8/【2021. 2. 7. 閲覧】

●公益財団法人日本医療機能評価機構　産科医療補償制度 (p.129 参照)
http://www.sanka-hp.jcqhc.or.jp/documents/english/index.html
【2021.7.4. 閲覧】
英語・中国語・韓国語・ポルトガル語・ベトナム語

●厚生労働省・健やか親子 21 すこやかな妊娠と出産のために (p.129 参照)
https://www.mhlw.go.jp/bunya/kodomo/boshi-hoken10/
【2021.7.4. 閲覧】
英語・中国語・韓国語・スペイン語・ポルトガル語・ベトナム語・タイ語・インドネ
シア語・タガログ語・フランス語・ドイツ語・ロシア語・イタリア語

●札幌市保健福祉局保健所健康企画課
　「わが家に赤ちゃんがやってくる」 (p.130 参照)
https://semi-sapporo.com/home-2/　特定非営利活動法人 SEMI さっぽろ
http://semi-sapporo.com/download/babyontheway-1.pdf
【2021.7.4. 閲覧】

●多文化医療サービス研究会 RASC (ラスク)
　ママと赤ちゃんサポートシリーズ (p.130 参照)
https://www.rasc.jp/momandbaby/
【2021.7.4. 閲覧】
英語・中国語・韓国語・ポルトガル語・ベトナム語・タイ語・インドネシア語・タガ
ログ語・ネパール語・フランス語・ドイツ語・ロシア語

●特定非営利活動法人　AMDA 国際医療情報センター（p.131 参照）

https://www.amdamedicalcenter.com/

【2021.7.4. 閲覧】

英語・中国語・韓国語・スペイン語・ポルトガル語・ベトナム語・タイ語・フィリピン語・やさしい日本語

●公益社団法人日本産婦人科医会　母と子のメンタルヘルスケア

　EPDS、特に外国語版 EPDS の活用法について

　エジンバラ産後うつ病質問票（EPDS）（p.132 参照）

https://mcmc.jaog.or.jp/pages/epds

【2021.7.4. 閲覧】

英語・中国語・韓国語・スペイン語・ポルトガル語・ベトナム語・タイ語・インドネシア語・フィリピン語／タガログ語・フランス語・ドイツ語・イタリア語・アムハラ語・アラビア語・イボ語・ウルドゥー語・オランダ語・オロモ語・ギリシャ語・クメール語／カンボジア・スウェーデン語・スロベニア語・セルビア語・ソマリ語・チェコ語・トルコ語・ノルウェー語・パンジャーブ語・ビルマ語・ヒンディー語・ベトナム語・ヘブライ語・ペルシア語・マケドニア語・マルタ語・マレー語・南アフリカ英語

80

Name of patient / 患者氏名	
Date of Birth / 生年月日（西暦）	Year/ 年　　　Month/ 月　　　Day/ 日 （　　　　　Age (Years old)/ 歳）
Home Address 住所	〒 (Zip Code)
Phone 電話	

Nationality 国籍		Language 言語	
Translator 通訳	☐ Family／家族　　☐ Friends／友人 ☐ Interpreter／通訳　☐ Others／その他	How often does the person come? / 来院できる頻度 ☐ いつでも　☐ 早めに頼めば ☐ わからない	
Travel history 渡航歴	Travel history within a year ／1 年以内の渡航歴	Do you have any plans to travel? ／今後の渡航予定	

Do you have a request on my doctor's gender?(doctor's gender preference)
医師の性別の希望はありますか

If you have a special request concerning the consultation, Please check the box.
／診察でのご希望がある場合は、☑をしてください。

☐ I want to be informed of my estimated medical expenses in advance. / あらかじめ、医療費の概算を教えてほしい。
☐ I want to have an interpreter, if an interpreter service is available./ 通訳がある場合は、通訳を付けてほしい。
☐ Other(s)/ その他：

Family background：I'd like to ask you about your family.
／ ご家族のことについて教えてください

Do you have family living with you? 同居している家族を教えてください	☐ Husband（partner）☐ Mother　☐ Father　☐ Mother-in-law ☐ Father-in-law　☐ Friend　☐ Other（　　　　　　） ☐ 夫（パートナー）☐ 実母　☐ 実父　☐ 義母 ☐ 義父　☐ 友人　☐ そのほか（　　　　　　　）
Who supports your child care? 子育ての支援者について教えてください	☐ Husband（partner）☐ Mother　☐ Father　☐ Mother-in-law ☐ Father-in-law　☐ Friend　☐ Other（　　　　　　） ☐ 夫（パートナー）☐ 実母　☐ 実父　☐ 義母 ☐ 義父　☐ 友人　☐ そのほか（　　　　　　　）

Height/Weight/ 身長・体重	cm　　　　kg　　(Pre-pregnancy weight　　　　kg)
Allergies / アレルギーの有無	☐ Foods/ 食べ物： ☐ Medicine/ 薬：

What is the problem today? / What is your health complaint? (Check all that apply.)
／今日はどのような症状がありますか。（複数ある方は複数☑してください。）

☐ Pregnancy / 妊娠　☐ Menstrual disorder / 月経異常　☐ Menstrual pain / 月経痛　☐ Vaginal discharge / おりもの　☐ Abnormal vaginal bleeding/ 不正出血　☐ Pain when urinating / 排尿時痛

☐ Difficulty urinating / 尿がでにくい　☐ Hematuria (blood in urine) / 尿に血が混じる　☐ Pyuria (pus in urine)/ 尿に膿が混じる　☐ Perineum rash/ 会陰部にできもの　☐ Redness and swelling/ 赤く腫れている　☐ Have pain / 痛みがある

☐ Itchiness / かゆみ　☐ Urinary incontinence / 尿失禁　☐ Consultation on fertility treatment/ 不妊の相談　☐ Vomiting / 嘔吐　☐ Nausea/ 嘔気　☐ Cancer screening / がん健診

☐ I was advised by another clinic/hospital (or at a regular check-up) to come here./ 他の医療機関から受診するように勧められた（健診含む）　☐ Other(s) / その他：

巻末資料

Obstetrics and Gynecology Questionnaire/ 産婦人科 問診票 (2/6)

I'd like to ask you about your menstrual periods. / 月経についてお伺いします。

☐ How old were you when you started having your period? / 月経がはじまったのはいつですか。

Age/ 年齢：When you were around _____ years old/ 歳ごろ

☐ How many days is your menstrual cycle?/ 月経周期は何日ですか。

Day-menstrual cycle/ 日型
☐ Irregular/ 不定期で不順

☐ How many days do periods last on average?/ 平均月経持続日数は何日ですか。

Day-length of your menstrual period/ 日間

☐ When was your last period?/
The first date of your last period.
最終月経はいつですか。

Year/ 年　　Month/ 月　　Day/ 日

Have you ever had sexual intercourse? / 今までに性交渉の経験がありますか。

☐ No/ いいえ　　　☐ Yes/ はい

Have you ever had a Uterine Cancer Test? / 子宮がん検診を受けたことがありますか。

☐ No/ いいえ　　　☐ Yes/ はい　　*If you had a test before, write the date.
/ 受けたことがある方は日付を書いてください。

Year/ 年　　　　Month/ 月　　　　Day/ 日

Have you ever taken Birth Control Pills? / ピル（避妊薬）を飲んでいたことがありますか。

☐ No/ いいえ　　　☐ Yes/ はい

Are you pregnant or possibly(suspected) pregnant? / 妊娠していますか、またその可能性はありますか。

☐ No/ いいえ　　☐ Yes/ はい（　　　　Weeks/ 週）　　☐ I do not know/Unknown/ わからない

Are you breastfeeding? / 現在、授乳中ですか？

☐ No/ いいえ　　　☐ Yes/ はい

資料 No.1 の産婦人科問診票は、厚生労働省ホームページに収載されている産婦人科問診票【英語版】を一部改変したものです。
なお、変更部分は下線部で示し、削除した項目は以下の通りです。
・医療機関記入欄
・症状（便失禁、子宮脱）
・月経について（閉経時期、月経の量、月経痛）

Obstetrics and Gynecology Questionnaire/ 産婦人科 問診票 (3/6)

I'd like to ask you about past pregnancies. If you had Maternal and Child Health Handbook (s) for your past pregnancies, please be prepared to present them.
/ 妊娠歴についてお伺いします※過去の妊娠の時の母子健康手帳をお持ちの方は母子健康手帳を用意してください。

☐ Have no history of pregnancy/ 妊娠したことがない

☐ Have a history of pregnancy/ 妊娠したことがある

If you checked "I had a pregnancy", write your pregnancy history below.
/「妊娠したことがある」に☑された方は下の妊娠歴をお書きください。

	Year/Month/Day/ 年 月日	Delivery / 分娩	Had a miscarriage or not/ 流産の有無	Had abnormal pregnancy or not / 異常妊娠の有無	Weeks of pregnancy / 週数
First baby /1 人目	＿Year/ ＿Month/ ＿Day/ /年 /月 /日	☐ Vaginal delivery / 経腟分娩 出生体重(　)g ☐ Caesarean section / 帝王切開 出生体重(　)g	☐ Miscarriage / 自然流産 ☐ Abortion / 人工流産	☐ Yes/ あり ☐ No/ なし	＿Weeks/ 週
Second baby /2 人目	＿Year/ ＿Month/ ＿Day/ /年 /月 /日	☐ Vaginal delivery / 経腟分娩 出生体重(　)g ☐ Caesarean section / 帝王切開 出生体重(　)g	☐ Miscarriage / 自然流産 ☐ Abortion / 人工流産	☐ Yes/ あり ☐ No/ なし	＿Weeks/ 週
Third baby /3 人目	＿Year/ ＿Month/ ＿Day/ /年 /月 /日	☐ Vaginal delivery / 経腟分娩 出生体重(　)g ☐ Caesarean section / 帝王切開 出生体重(　)g	☐ Miscarriage / 自然流産 ☐ Abortion / 人工流産	☐ Yes/ あり ☐ No/ なし	＿Weeks/ 週
Fourth baby /4 人目	＿Year/ ＿Month/ ＿Day/ /年 /月 /日	☐ Vaginal delivery / 経腟分娩 出生体重(　)g ☐ Caesarean section / 帝王切開 出生体重(　)g	☐ Miscarriage / 自然流産 ☐ Abortion / 人工流産	☐ Yes/ あり ☐ No/ なし	＿Weeks/ 週
Fifth baby /5 人目	＿Year/ ＿Month/ ＿Day/ /年 /月 /日	☐ Vaginal delivery / 経腟分娩 出生体重(　)g ☐ Caesarean section / 帝王切開 出生体重(　)g	☐ Miscarriage / 自然流産 ☐ Abortion / 人工流産	☐ Yes/ あり ☐ No/ なし	＿Weeks/ 週

Did you have any problems during your pregnancy or delivery? / 過去に妊娠中・分娩時などの異常はありましたか。

☐ No/ いいえ　　☐ Yes/ はい　　*If you checked "Yes", check following items that apply.
/「はい」に☑された方は、下の項目で当てはまるものに、☑してください。

☐ Hypertension / 高血圧　　☐ Diabetes mellitus / 糖尿病　　☐ Edema/Swelling むくみ　　☐ Threatened premature delivery / 切迫早産

☐ Had a problem with blood clotting / 出血が止まりにくかった　　☐ Convulsion / けいれん　　☐ Other(s)/ その他：

If you are pregnant, would you like to have your baby delivered at this hospital? / 妊娠の方は当院での出産を希望されますか。

☐ Yes/ はい　　☐ No/ いいえ　　☐ Another hospital　　☐ Go back to my country　　☐ Other

Obstetrics and Gynecology Questionnaire/ 産婦人科 問診票 (4/6)

What is the symptom like?
/ 症状はどのような性質を持っていますか。

☐ Constant
  / 絶え間なく、続いている

☐ The symptom comes and goes.
  / 症状が出たり、消えたりしている

☐ The symptom is gradually worsening.
  / 徐々にひどくなっている

☐ Other(s)/ その他：

When the symptoms started?
/ この症状はいつからありますか。

_____Year/ 年_____Month/ 月_____Day/ 日

From about _____ : _____am/pm
午前・午後　　時　　分ごろから

Are you currently on any medications, and or taking vitamin and nutritional supplement?
/ 現在、飲んでいる薬はありますか？　※ビタミン、栄養剤、サプリメントも含みます。

☐ No/ いいえ　　　☐ Yes/ はい　　　*Show us your medication or a medicine notebook.
　　　　　　　　　　　　　　　　　　　／お薬、もしくは「お薬手帳」を持っている方は、見せてください。

	Name of medications / お薬の名前	How to take or use your medication / 飲み方・使い方		Name of medications / お薬の名前	How to take or use your medication / 飲み方・使い方
①			⑤		
②			⑥		
③			⑦		
④			⑧		

Are you, or have you been, under the care of a doctor in the past?
/ 現在治療している病気、または過去に治療していたことはありますか？

☐ No/ いいえ　　　☐ Yes/ はい

*If you checked "Yes", choose the condition from the list, and write the name of the hospital where you received treatment./「はい」に ☑ した人は、疾患名リストから選択し、治療していた医療機関名を書いてください。

Name of Disease (Write the number from the following list) / 疾患名（下記リスト番号可）	Treatment Progress / 治療経過		Hospital Name / 医療機関名
	☐ Recovered / 治癒　　　☐ Under treatment / 現在治療中	☐ Withdrawal of treatment / 治療中断　　　☐ Untreated / 未治療	
	☐ Recovered / 治癒　　　☐ Under treatment / 現在治療中	☐ Withdrawal of treatment / 治療中断　　　☐ Untreated / 未治療	

84

< List of Diseases/ 疾患リスト >

System of Diseases / 疾患の系統	Disease Names / 疾患名				
① Digestive Diseases / 消化器系の疾患	a. Peptic ulcer / 消化器潰瘍	b. Hepatitis / 肝炎	c. Liver Cirrhosis / 肝硬変	d. Others / その他	
② Circulatory System Diseases / 循環器系の疾患	a. Hypertension / 高血圧	b. Angina Pectoris/ Myocardial Infarction / 狭心症・心筋梗塞	c. Arrhythmia / 不整脈	d. Heart Failure / 心不全	e. Others / その他
③ Respiratory Diseases / 呼吸器系の疾患	a. Asthma / 喘息	b. Chronic obstructive Pulmonary disease / 慢性閉塞性肺疾患	c. Pneumonia / 肺炎	d. Pulmonary Tuberculosis / 肺結核	e. Others / その他
④ Kidney and Urological Diseases / 腎・泌尿器系の疾患	a. Chronic Renal Failure / 慢性腎不全	b. Renal/ Urinary Stone / 腎・尿管結石	c. Urinary tract Infection / 尿路感染症	d. Others / その他	
⑤ Brain and Nervous System Diseases / 脳神経系の疾患	a. Cerebral infarction / 脳梗塞	b. Cerebral Hemorrhage / 脳出血	c. Epilepsy / てんかん	d. Others / その他	
⑥ Endocrine or Metabolic Diseases / 内分泌代謝系の疾患	a. Diabetes Mellitus / 糖尿病	b. Hyperlipidemia / 高脂血症	c. Thyroid Gland Malfunction / 甲状腺機能障害	d. Hyperuricemia / 高尿酸血症	e. Others / その他
⑦ Bone or Muscle Diseases / 骨・筋肉の疾患	a. Rheumatoid Arthritis / 関節リウマチ f. Others / その他	b. Osteoporosis / 骨粗鬆症	c. Osteoarthritis / 変形性膝関節症	d. Herniated intervertebral discs / 椎間板ヘルニア	e. Gout / 痛風
⑧ Obstetrics and Gynecological Diseases / 産婦人科の疾患	a. Uterine fibroids / 子宮筋腫	b. Dysmenorrhea / 月経困難症	c. Infertility / 不妊症	d. Others / その他	
⑨ Eye Diseases / 眼の疾患	a. Cataract / 白内障	b. Glaucoma / 緑内障	c. Retinopathy / 網膜症	d. Others / その他	
⑩ Malignant Tumor / 悪性腫瘍	a. Stomach Cancer / 胃がん f. Lung cancer / 肺癌	b. Colon Cancer / 大腸がん g. Others / その他	c. Liver/gallbladder /pancreatic cancer / 肝臓・胆のう・膵臓がん	d. Breast Cancer / 乳がん	e. Uterine Cancer / 子宮がん
⑪ Mental Diseases / 精神の疾患	a. Depression / うつ病	b. Schizophrenia / 統合失調症	c. Others / その他		
⑫ ENT Diseases / 耳鼻科の疾患	a. Impaired hearing / 難聴	b. Dizziness / めまい	c. Ear Ringing / 耳鳴	d. Pollen allergy / 花粉症	e. Others / その他
⑬ Blood Diseases / 血液の疾患	a. Anemia / 貧血	b. Leukemia / 白血病	c. Others / その他		
⑭ Skin Diseases / 皮膚の疾患	a. Atopic Dermatitis / アトピー性皮膚炎	b. Tinea (athlete's foot) / 白癬症 (水虫)	c. Others / その他		

巻末資料

Obstetrics and Gynecology Questionnaire/ 産婦人科 問診票 (6/6)

Have you ever had a surgery before? / 今までに手術をしたことがありますか。			
☐ No/ いいえ	☐ Yes/ はい	If you checked "Yes", write the history of your surgery. /「はい」に☑した方は下に手術歴を書いてください。	

Name of diseases / 疾患名	Name of your surgery / 手術名	When you had the surgery Date of the surgery / 手術をした時期	Hospital where you had the surgery / 手術をした医療機関

※ If you are not sure about the exact date of the surgery, write the year or your age.
／※詳しい手術日がわからない場合は「年齢」、「手術した年」でも構いません。

Do you smoke regularly? / 習慣的に、たばこを吸いますか？		
☐ No/ いいえ	☐ Yes/ はい	☐ Used to smoke/ 以前吸っていた

Cigarette consumption / 喫煙量	Duration of smoking / 喫煙期間	Year when you stopped smoking / 喫煙をやめた年
_____Cigarettes/Day 本 / 日	_____Year/ 年	_____Year/ 年_____Month/ 月

* If you still have a smoking habit, leave a blank in the question about the year you stopped smoking.
／現在も喫煙を続けている方は、喫煙をやめた年は空欄のままにしておいてください。

Do you drink alcohol regularly? / 習慣的にお酒を飲みますか？		
☐ No/ いいえ	☐ Yes/ はい	☐ Used to drink regularly/ 以前飲酒する習慣があった。

☐ Beer/ ビール	_____ml /Day/ 日	☐ Whisky/ ウイスキー	_____ml /Day/ 日
☐ Japanese sake/ 日本酒	_____ml /Day/ 日	☐ Wine/ ワイン	_____ml /Day/ 日
☐ Other(s)/ その他	_____ml /Day/ 日		

資料 No. 1 の産婦人科問診票は、厚生労働省ホームページに収載されている産婦人科問診票【英語版】を一部改変したものです。
なお、変更部分は下線部で示し、削除した項目は以下の通りです。
・医療機関記入欄
・症状（便失禁、子宮脱）
・月経について（閉経時期、月経の量、月経痛）

外国人妊産婦チェックリスト

氏名(ニックネーム)		分娩予定日　　　年　　月　　日
ID		日本語の通じるキーパーソン　なし・あり

食事制限及びアレルギー　なし・あり（　　　　　）　通訳言語

本人の国籍		宗教		言語		日本語理解	なし・あり（　　　）
夫の国籍		宗教		言語		日本語理解	なし・あり（　　　）

チェック項目

時期	実施日	内容
初診時		☐ 在留カード確認 ☐ 健康保険証確認 ☐ 出産する場所・国　　　当院　　他院　　帰国する　　☐ 紹介状・必要書類 ☐ 女医希望（有無） ☐ 妊婦健診の場所　　　　　当院　　　　他院　　☐ 紹介状 ☐ 希望の分娩様式 ☐ 麻酔分娩の希望
予定日決定時		☐ 母子健康手帳の受け取り方・妊婦健診案内　　　☐ 緊急時の受診方法 ☐ 妊婦健診のスケジュール
妊娠中		☐ 費用の説明　　　　○妊婦健診　　　○分娩費用 ☐ 産科医療補償制度の説明 ☐ 出産育児一時金直接支払制度 ☐ 病棟案内（食事、保清のこと、お祈りのことなど） ☐ 入院準備・育児物品の確認 ☐ 入院時の電話方法・来院方法の確認 ☐ 面会ルールの説明 ☐ バースプランの確認 ☐ 母乳希望（有・無）　　　☐ ミルク持ち込み（有・無） ☐ 育児支援者および支援体制の確認 ☐ 分娩・帝王切開クリニカルパス説明 ☐ 先天性代謝異常検査説明　☐ 新生児聴力検査 ☐ 助産録作成（内容と確認） ☐ 母子同室について ☐ 出生届枚数確認（　　　　）枚 ☐ 入院必要書類の確認（入院申し込み書、入院誓約書、個室差額料金など） ☐ 緊急時用の同意書のサイン ☐ 宗教上の食事配慮の確認 ☐ 入院中に必要なコミュニケーションで母国語で伝えたい単語 　　（排尿、排便、リラックス、いきむ、痛いなど） ☐ 赤ちゃんのことでの慣習・風習・しきたり
入院中 出産日　月　日 退院日　月　日		☐ 授乳・調乳指導　　　　　☐ 次回来院日の確認 ☐ 沐浴指導　　　　　　　　☐ エジンバラ問診票の配布 ☐ 退院指導　　　　　　　　☐ 退院時の会計 ☐ 出生連絡票記入のサポートと送付
産後健診		☐ 健診時の通訳可能な人の付添いの是非　　☐ 2週間健診の説明 ☐ 1か月健診以降の受診について　　　　　☐ 予防接種の説明

巻末資料

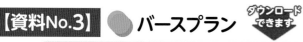

_____ Year _____ month _____ day

Why don't you write a birth plan?

Why not frame a specific idea about your delivery?

We are recommending expectant mothers to make a birth plan so that they will have satisfactory delivery.

Please include the wishes and opinions of your family too. When you fill out this form, so we can talk about them in the counselling room.

(Name _____)

1. How would you like your delivery to be performed?

●Would you like to have a companion with you during labor?

☐ Yes (Who would you like to be there?: _____)

☐ No

●Would you like to see the placenta?

☐ Yes ☐ No ☐ Maybe, depending on the situation

2. What would you like to do to make your delivery the way you wish for (your answer from the first question on this form)?

3. What are your ideas about how to spend the postpartum period and how to raise your baby?

- For your family - Please feel free to write down your wishes and requests if there are any.

- For staff use only

Signature _____

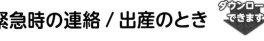

When to call the hospital/clinic immediately
緊急時の連絡

Expecting 妊娠中
Please contact us (hospital/clinic) in the following case.
以下のような場合は病院に連絡してください。

●Your abdomen is in pain, hard or tight.
お腹が痛い・かたい（腹痛、お腹の張り）

●Your vagina is bleeding/If you have vaginal bleeding (Bleeding from vagina)　血が出た（性器出血）

In particular, the sudden abdominal pain, and or the continuous abdominal pain, and or the bleeding which flows like water, placental abruption is suspected.
特に、急な腹痛、持続的な痛み、多めの出血、さらさらと流れるような出血は、胎盤早期剥離の疑いがあります。

●You don't feel any fetal movement, or you feel less. (Loss or less fetal movement)
赤ちゃんの動きを感じない・赤ちゃんの動きが少ない（胎動の減少）

●Your water breaks. (Rupture of membranes)
水が流れた（破水）

●You have a headache. (Headache) 頭が痛い（頭痛）

巻末資料

Signs of active labor/The signs that labor has started
出産のとき

●Contraction　陣痛

Your abdomen feels tight consistently, and the abdominal pain is becoming strong, it's starting of contraction.

お腹の張りが規則的になり、痛みが強くなってきたら、陣痛のはじまりです。

Primipara: every 5 or 10 minutes　初産婦：5〜10分間隔

Multipara: every 10 or 15 minutes　経産婦：10〜15分間隔

●Water breaks / Rupture of waterbag (Rupture of membranes)
　水が流れた（破水）

Amniotic fluid (fluid) come out from your vagina. The fluid could be a lot or very little.

羊水（水のようなもの）が流れ出てきます。量は多い場合も少ない場合もあります。

When you feel your bag of water breaks, please put a clean pad and please contact us (hospital/clinic) immediately.
You don't take a bath.

「破水かな？」と思ったら、清潔なナプキンをあてて、病院に連絡してきてください。
入浴は避けます。

●Please do not hesitate to contact us (hospital/clinic) anytime, when you feel "something is wrong?" or you feel uncertain.

いつでも「何かおかしい？」と思ったら、また迷うときも病院に連絡してください。

説明書・同意書（陣痛誘発・陣痛促進）

【資料No.5-1】

_____ 年 _____ 月 _____ 日

説明書・同意書（陣痛誘発・陣痛促進）
（せつめいしょ・どういしょ（じんつうゆうはつ・じんつうそくしん））

患者さん _____ 様の病状処置などについては、以下の通りです。

1. 陣痛誘発・陣痛促進の適応（発症の可能性を含む）
（じんつうゆうはつ・じんつうそくしん・てきおう（はっしょう・かのうせい・ふく））

以下の理由により、陣痛（分娩）誘発・促進を行うことが母児にとって、望ましいと考えられます。

☐ **予定日超過**（よていびちょうか）

予定日を 2 週間超えると（過期妊娠）、胎盤の機能は低下しはじめます（胎盤機能不全）。このため、胎児の状態が悪化することがあります（胎児機能不全）。過期妊娠を避けるために、通常、予定日を 1 週間超えると、分娩誘発を行います。

☐ **微弱陣痛／遷延分娩**（びじゃくじんつう／せんえんぶんべん）**（発症の可能性を含む）**

子宮収縮が弱いため数時間の間、分娩が進行しない場合、疲労のために母児の状況が悪化することがあります。分娩をスムーズに進行させるために陣痛促進が行われます。

☐ **PROM（前期破水）**（ぜんきはすい）**および子宮内感染**（しきゅうないかんせん）**（発症の可能性を含む）**

破水した（羊膜嚢が破れた）けれども、有効な子宮収縮が始まらない場合（前期破水）、胎児への子宮内感染のリスクは時間が過ぎるほど高くなります。

☐ **その他**

巻末資料

2. 分娩誘発・促進の手順

□ 子宮頸管開大が不十分な場合（開大なし～概ね 3cm 開大）

　ラミナリアまたはラミセル（流体を吸収し膨張する棒）、あるいはメトロイリンテル（水によって膨らませた風船のようなもの）が頸管を開く（開大させる）ために使用されます。医師は、適宜（朝と夕方の 1 日 2 回など）、子宮頸管の状況をチェックし、適切な治療を決定します。子宮頸管が開大していくとラミナリアの数が増えていきます。

　メトロイリンテルが自然落下しなかった場合は、感染を防止するため新しいものと取り替えられます。すでに破水している場合には、この処置は決して行われません。

□ 子宮頸管の開大は十分だが、有効な陣痛がない場合（概ね 4cm 以上開大）

　静脈内点滴によりオキシトシンまたはプロスタグランジンが投与されます。もしこれらの薬を使用しても自然陣痛が始まらないならば、この処置を中止して、もう一度別の日に行います。

3. 陣痛誘発・陣痛促進にあたっての注意事項

　頸管を広げる処置および薬剤による陣痛誘発・陣痛促進は、数日かかるかもしれません。**陣痛開始に必要な時間の長さを予測することが難しいです。**

　陣痛（子宮収縮）が非常に強い場合（過強陣痛）には、子宮破裂や胎児心拍数異常が起こることがあります。

　陣痛誘発を行っている間、**胎児心拍数を測定するために胎児心拍数モニタリング（EFM）を腹部に取り付けます。**

　分娩進行がうまくいかない場合、また、胎児心拍数異常が検出される場合は、**治療は緊急帝王切開に変更されます。**

母児の生命を救うために、患者または患者の家族の同意の下、緊急帝王切開が行われる場合があります。

施設名（病院／クリニック）： ....

説明を行った医師のサイン： ....

....

同意書

　私は上記の詳細について十分な説明を受け、それを完全に理解しました。私は、陣痛誘発・陣痛促進を行うことに同意します。

日　付： ....

患者のサイン： ....

家族の名前（関係）： ....（　　　　　）

Date of explanation: _____

Explanation and Consent Form
(Labor Induction and Augmentation)

The conditions and treatments of the patient, Ms. _____, are as follows.

1. Indication for labor induction and augmentation (including possible occurrence)

Inducement or augmentation of labor may be recommended if you have any of the following conditions:

☐ Overdue pregnancy

After two weeks past the estimated due date (post-term pregnancy), the function of the placenta starts to decline (placental insufficiency). Because of this, the fetus may go into a fetal distress (non-reassuring fetal status). To avoid post-term pregnancy, labor induction is usually performed one week after the estimated due date.

☐ Hypotonic uterine dysfunction / slow labor (including possible occurrence)

If labor has not progressed for several hours due to weak contractions, the mother and the fetal condition may deteriorate due to fatigue. Augmentation will be performed to make labor progress smoothly.

☐ PROM (Premature rupture of membranes) and intrauterine infection (including possible occurrence)

If the water (amniotic sac) has broken but active labor contractions do not begin (premature rupture of membranes), the risk of intrauterine infection to the fetus gets higher as time passes by.

☐ Others

2. Procedure for labor induction and augmentation

☐ **If the cervix has not dilated enough**

(closed - approximately 3 cm. dilated)

A laminaria stick or lamicel (a stick that absorbs fluid and swells) or a metreurynter (a balloon inflated with water) will be used to open (dilate) the cervix. By examining the condition of your cervix twice a day, in the morning and evening, your doctor will determine the appropriate treatment for you. What you can expect is that the number of laminaria sticks to expand the cervix will increased. As for the metreurynter, if it has not dropped on its own, it will be replaced with a new one to prevent infection. This procedure is never used when the water has already broken.

☐ **Though the cervix has dilated enough, the uterine contraction is not strong enough (approximately more than 4 cm dilated)**

You will be given oxytocin or prostaglandin through intravenous infusion. If labor does not start naturally even with the use of these drugs, the treatment may be stopped and will be started again on another day.

3. What you should be careful for, regarding labor induction and augmentation

The procedures to dilate the cervix and labor with medications, may take several days. **It is difficult to predict the length of time necessary for labor to begin.**

When labor contractions becomes too strong (hypercontraction), uterine rupture and abnormal fetal heartbeat (variant pattern of fetal heart rate monitoring) may occur.

While your labor is being augmented with drugs **an electronic fetal monitor (EFM) will be attached to your abdomen to measure the baby's heart rate.** If labor fails to progress or an abnormal fetal heartbeat (variant pattern of fetal heart rate monitoring) is detected, **the treatment will be changed to emergency Caesarean section.**

To save the life of mother and baby, an emergency Caesarean section may be done with respect to either the patient or her family's consent.

Facility (Hospital/Clinic) name: ....

Signature of the Attending Physician: ....

....

Consent Form

I have received sufficient explanations regarding the details above and fully understand it. I hereby consent to have labor induction and augmentation.

Date: ....

Patient's Signature: ....

Name of Family (Relationship): .... (.................)

年　　　　　月　　　　　日

説明書・同意書（帝王切開術）

患者さん　　　　　　　　　　様の病状・処置については、以下のとおりです。

1．以下の理由により、今回の妊娠は「帝王切開術」を行った方が母児にとってより望ましいと考えます。

● 母体側の理由（お母さんのリスク）

（1）以前に帝王切開術を受けている

（2）妊娠高血圧症候群（HDP）がある

（3）前期破水・子宮内感染

（4）微弱陣痛・遷延分娩・分娩停止

（5）常位胎盤早期剥離の疑い

（6）低置・前置胎盤

（7）その他の理由

注：（2）（3）は必ずしも帝王切開術になるわけではありません。

● 胎児側の理由（赤ちゃんのリスク）

（1）胎児機能不全、胎児心拍数の異常

（2）胎位異常（骨盤位・横位）、CPD（児頭骨盤不均衡）

（3）多胎（2・3・4・5）

（4）その他の理由

2．帝王切開術とは

　子宮を切開して胎児を娩出する手術です。通常、子宮体下部（頸部）の横切開を行いますが、状況によって子宮体部縦切開や、逆T字型切開を行うこともあります。

　手術中に両側の卵巣・卵管の異常の有無も確認し、異常がある場合にはさらに手術を加えることもあります。

3. 麻酔の方法

腰椎麻酔（腰から注射して下半身にきかせる麻酔法）で行います。

緊急時や母体の状態によっては、全身麻酔で行うこともあります。

4. 手術中に起こりうる危険・合併症など

癒着が著明な場合には手術困難が予想されます。

非常に癒着が強い場合、まれな合併症として、腸や膀胱の損傷を起こすことがあります。

以前に骨盤内の手術を受けたことがある方や、2回・3回目の帝王切開の方は癒着の可能性が高くなります。

胎盤早期剥離や母体の大量出血などで止血機能に異常が認められる場合、子宮の収縮不全による出血が持続する場合、子宮筋層に胎盤組織が入り込んだ癒着胎盤といわれる病態の場合などでは、子宮の温存を試みることが母体の生命を脅かすことになるため、子宮を摘出しなければならないこともあります。

子宮を摘出した場合には、以降の月経はなくなり、妊娠はしません。

また、新生児に合併症（骨折、損傷、仮死など）が発生する場合があります。

とくに、母体や児の状態が悪い状況で緊急に帝王切開術を行わざるを得ない場合には可能性が高くなります。

5. 手術後の合併症・後遺症・次回の妊娠・分娩に際しての注意点など

他の開復手術と同様、イレウス（腸閉塞）、感染、血腫、縫合不全などの合併症が起こることがあります。十分な予防処置を講じますが、発生時にはその状態に適した治療を行います。

重症妊娠高血圧症候群の場合、母体の循環動態が極めて不安定なため術後肺水腫などを起こす危険があります。このため、厳重な管理が必要な場合があります。

輸血を受けられた方は、肝機能の追跡検査が必要になることがあります。

腰椎麻酔を受けた方は、手術後に起きあがった後、頭痛が起こることがあります。

これは穿刺針による髄液の漏出によるものですが、時間の経過とともに消失します。

頭痛のあるときには、横になって安静にしていると軽減します。

1度帝王切開すると、次回分娩の際に子宮破裂の危険性が高くなることが知られて

います。（前回帝王切開後の経腟分娩における子宮破裂は 100〜200 分娩に 1 件との報告があります。）

　次の妊娠までには、1 年程度の避妊期間をおいてください。

　術後は深部静脈血栓症を予防するために、できるだけ早い時期から歩くようにします（早期離床）。またベッド上で行える簡単な運動を行ったり、弾性ストッキングを着用していただきます。

　術後、痛みが出ますが、薬を使用し痛みを和らげることができます。痛みがあるときは伝えてください。

6. 帝王切開を行わなかった場合に予想されること

　胎児においては胎児機能不全・胎児死亡、新生児仮死・新生児死亡、重篤な後遺症の発生が予想されます。

　母体においては状態の悪化、ショック、出血・DIC（播種性血管内凝固症候群）などによる生命の危機などが予想されます。

　前述したような理由のある方においては、何もしないで放置した場合に予想される母体の危険の大きさと、帝王切開術にともなう危険を比較した上で、帝王切開術を行った方が望ましいと考えます。

　しかし、最終的には患者さんの意思を尊重して帝王切開術を行うかどうかを決めています。

　帝王切開術を受けるにあたって心配事がある・さらに詳しい説明を聞きたい方は、担当医にご相談ください。

巻末資料

患者自署：

家族（続柄）：　　　　　　　　　　　　　　（　　　　　　）

説明担当医：

施設名：

Year .... month .... day

Explanatory Note （Caesarean section）

The conditions and treatments of the patient, Ms. ...., are as follows.

1. Conducting "Caesarean section" is considered to be favorable for the mother and fetus in the present pregnancy, because of the following reasons :

●Reasons of the mother's body / Mother's risk

(1) Have experienced of Caesarean section before

(2) Hypertensive disorders during pregnancy: HDP

(3) Early water-break / inner-uterine infection

(4) Faint labor pain / prolonged labor / delivery suspension

(5) Possibility of premature separation of normally implanted placenta (Abruptio placentae)

(6) Low-lying placenta / Placenta previa

(7) Other reasons

●Reasons of the fetus / Baby's risk

(1) Non-reassuring fetal status / Variant pattern of fetal heart rate monitoring

(2) Dislocation of the fetus (pelvic transverse, transverse presentation) CPD (cephalopelvic disproportion)

(3) Multiple pregnancy (2, 3, 4, 5)

(4) Other reasons

2. What is a Caesarean section?

It is an operation to deliver the fetus through an incision. Generally, the lower part of the uterus (cervix) is incised horizontally, but depending on conditions, it may be done vertically or in a reverse T style.

The ovaries and oviducts on the both sides are also examined during the operation, and if there are any disorders, additional operation may be added.

3. Anesthetic method

Anesthesia is given in the lumbar vertebra (injection in the lower back to paralyze from the waist below).

General anesthesia may be given in an emergency situation or depending on condition of the mother's body.

4. Possible dangers, complications, etc. during the operation

If adhesion is remarkable, the operation is presumed to be difficult.

If adhesion is very strong, the intestine or bladder may be damaged in rare cases.

Patients who have had an operation in the pelvis, or have had a Caesarean section before have a higher possibility of adhesion.

If any disorder is detected in the hemostasic function owning to premature separation of the placenta or excessive bleeding of the mother's body, continuous bleeding caused by contraction failure of the uterus, or an adherent placenta occurs because the placenta tissue penetrates into the muscular layer of the uterus, retaining the uterus may threaten the mother's life, and it may be necessary to extirpate (remove) the uterus.

If the uterus is extirpated (removed), there will be no more menstruation, and no further pregnancy will occur.

In addition, newborn babies may have complications such as fractures, injuries, apparent death, and etc.

The possibility of the above conditions becomes higher especially if an emergency Caesarean section must be conducted in situations where the mother or fetus's condition is not in favorable situation.

5. Precautions regarding postoperative complications, after effects, future pregnancy and delivery

Similar to other abdominal operations, complications such as ileus (intestinal blockage), infection, hematoma, suture failure, etc. may arise. Adequate preventive measures are taken, but in the case of a complication, appropriate treatments will carry out.

In case of a serious hypertensive disorder of pregnancy, there may be a possibility of postoperative pulmonary edema because extreme hemodynamic instability of the mother's body. Therefore, strict management may be necessary.

Patients who have been given a blood transfusion may need follow-up examination for hepatic function.

Patients who have had operation with anesthesia in the lumbar vertebra may experience headache when rising after the operation.

This is caused by cerebrospinal fluid leakage through the perforation needle hole, and will fade with time.

The headache will get better with bed rest.

Once Caesarean section is conducted, it is known that the possibility of uterine rupture in the next delivery increases. (There is a report that the ratio of uterine rupture during vaginal delivery after a former Caesarean is 1/100~200 deliveries.)

Birth control methods should be used for 1 year before the next pregnancy.

After the operation, to prevent deep vein thrombosis (DVT), we recommend you start walking as soon as possible.

We also recommend performing easy exercises that can be done on the bed. Wearing compression stockings is also advised.

To limit the pain after the operation, you can take pain medication. If you still have pain after taking the medication, please don't hesitate to reach out.

6. What may happen if Caesarean section is not carried out

As for the fetus, suspended animation / fetal death, suspended death / death of the newborn baby and serious after effects are anticipated to occur.

The mother's life may be endangered due to deterioration, shock, bleeding, and D.I.C. (disseminated intravascular coagulation).

For patients with conditions described above, upon comparing the anticipated dangers to the mother's body if no treatment carried to the risks associated with Caesarean section, Caesarean section is considered to be more favorable.

However, whether to carry out Caesarean section or not it is always be based from the patient's decision.

If you have any questions or would like further explanation about having Caesarean section, please consult the attending physician.

Signature of the Patient:

Signature of a Family Member (relationship) : (   )

Signature of the Attending Physician:

Facility (Hospital / Clinic) name:

日付	/	/	/	
経過 Schedule	入院日 Date of hospitalization	出産日 Day of delivery	分娩後 1 日目 1st day after delivery	
検温 Vital check 排泄 Excretion		体温　（　　　　　　　） Temprature 尿回数　（　　　） Frequency of urination 便回数　（　　　） Frequency of Bowel movement	体温　（　　　　　　　） Temprature 尿回数　（　　　） Frequency of urination 便回数　（　　　） Frequency of Bowel movement	
診察 検査 Examination / Treatment / Inspection	赤ちゃんの心音チェック Test for baby's pulse Fetal heart rate monitoring 尿検査 Urine test	血圧 Blood pressure [　　／　　]	採血 Blood test [　　／　　]	

104

/	/	/	/
分娩後 2 日目 2nd day after delivery	分娩後 3 日目 3rd day after delivery	分娩後 4 日目 4th day after delivery	退院日 Day of discharge
体温 （　　　　　） Temp 尿回数 （　　　） Frequency of urination 便回数 （　　　） Frequency of Bowel movement	体温 （　　　　　） Temp 尿回数 （　　　） Frequency of urination 便回数 （　　　） Frequency of Bowel movement	体温 （　　　　　） Temp 尿回数 （　　　） Frequency of urination 便回数 （　　　） Frequency of Bowel movement	おめでとう ございます Congratulations! お忘れ物は ありませんか Have you got everything? ①出生証明書手続きの 　期限 Due date to register your baby at Municipal Office by 〔　　／　　〕 ②次回健診日 　（2週間健診） Next Check-up date and time 〔　　／　　：　　〕

内診
See doctor for discharge

〔　　／　　〕

尿検査
Urine test

〔　　／　　〕

経腟分娩のクリニカルパス（Ⅱ）

日付	入院日 /	出産日 /	分娩後1日目 /	
安静度 Activity level	自由です　Free よく歩きましょう	分娩後（　　）時間は安静にしましょう それ以後、制限はありません Stay in bed for (　　)hours after delivery, then free		
清潔・排泄 Hygiene Elimination Excretion		分娩後更衣して体を拭きます Wipe the body and change clothes	シャワー　→　　→　　→ 尿意が戻るまでは 3～4時間毎にトイレに行きましょう Go to the toilet every 3 to 4 hours until you have an urge to urinate	
説明・指導 Mother's class				
赤ちゃん Schedule for baby		点眼 Eye medicine is applied right after birth to prevent inflammation and infection	K₂シロップ K₂ syrup is given at / after birth to prevent bleeding	

*行わない施設もあります。

分娩後 2 日目	分娩後 3 日目	分娩後 4 日目	退院日
/	/	/	/

お部屋で赤ちゃんと過ごしてください
Free　　　　　→　→　→
　　　　　　　　Rooming-in

③1カ月健診
Baby and mother's one month check-up

[/]

ビデ洗浄・パッド交換をしましょう
Wash with bidet/Exchange pads

④新生児訪問*
Home visit for newborn baby

[/]

生活指導　Guide to life with baby
赤ちゃんの生理的な変化　Change and development of baby
赤ちゃんを迎え入れる準備　Readiness for your baby
受診するタイミング　When you need to go to hospital
産後の身体のこと　The postpartum female body
家族計画　Family planning
授乳・母乳育児　Breastfeeding

[/]

新生児健診
Check-up for newborn is conducted

[/]

K₂シロップ
K₂ syrup given

[/]

聴覚検査（希望者のみ。有料）
Hearing test(applicants only, a charge) are conducted

先天性代謝異常検査
Check-up for congenital metabolic disorder is to be conducted

黄疸検査
Check-up for jaundice is to be conducted(everyday)

　　　　　　　　　　　　　　　様の入院中の治療や投薬、健診は上記のとおりです。
The treatments and medications, check-ups during the hospitalization of the patient, Ms. _____ ,
are as above.
Signature _____

Patient's Signature: _____
Name of Family (Relationship): _____ (_____)

日付	/	/	/	
経過 Schedule	入院当日・手術前日 Day before operation	手術当日 Day of operation	手術後1日目 1st day after operation	
検温 Vital check			体温　（　　　　　） Temperature 尿回数　（　　　） Frequency of urination 便回数　（　　　） Frequency of Bowel movement	
診察 検査 Examination Treatment Inspection	赤ちゃんの心音チェック Test for baby's pulse Fetal heart rate monitoring 剃毛をします Shave hair 尿検査 Urine test	浣腸をします* Eneml 弾性ストッキングの着用 DVT（device to prevent leg venous blood clots）stocking 点滴をします Insert intravenous line 手術後痛みや吐き気などがあれば注射できます After operation, shot (injection) can be used for pains, nausea and so on	採血 Blood test 血圧 Blood pressure	

/	/	/	/	/
手術後2日目 2nd day after operation	手術後3日目 3rd day after operation	手術後4日目 4th day after operation		退院日 Day of discharge
体温 （　　　） Temperature 尿回数 （　　） Frequency of urination 便回数 （　　） Frequency of Bowel movement	体温 （　　　） Temperature 尿回数 （　　） Frequency of urination 便回数 （　　） Frequency of Bowel movement	体温 （　　　） Temperature 尿回数 （　　） Frequency of urination 便回数 （　　） Frequency of Bowel movement		おめでとう ございます Congratulations! お忘れ物は ありませんか Have you got everything?

採血
Blood test

内診
See your attending physician before leaving hospital

［　／　］

尿検査
Urine test

［　／　］

①出生証明書
　手続きの期限
Due date to register your baby at Municipal Office by

［　／　］

②次回健診日
（2週間健診）
Next Follow up Check-up date and time

［　／　：　］

帝王切開のクリニカルパス（Ⅱ）

日付	入院当日・手術前日 /	手術当日 /	手術後1日目 /	
安静度 Activity level	（　　）時以降は絶食 Fasting after（　　）o'clock （　　）時以降は絶飲食 Don't drink after（　　）o'clock	ベッド上安静です Keep calm on bed 寝返りができます To turn over in bed is OK Don't eat	自由です Free	
清潔・排泄 Hygiene / Elimination Excretion	Shower	尿の管が入ります Urinary catheter is inserted 悪露交換 Change pads for discharge	尿の管をぬきます Urine tube is removed トイレまで歩きます Walk to the bathroom 尿意が戻るまでは、3〜4時間毎にトイレに行きましょう Go to the toilet every 3 to 4 hours until a need to urinate is felt	
説明・指導 Mother's class				
赤ちゃん Schedule for baby			K₂シロップ K₂ syrup is given at birth to prevent bleeding 〔　／　〕	

*行わない施設もあります。

110

手術後 2 日目	手術後 3 日目	手術後 4 日目		退院日
/	/	/	/	/

③１カ月健診
Baby and mother's
one month check-up

[/]

④新生児訪問*
Home visit for
newborn baby

[/]

[/] → → → → → →

シャワー可　Shower

ビデ洗浄・パッド交換をしましょう
Wash with bidet/Exchange pads

生活指導　Guide to life with baby
赤ちゃんの生理的な変化　Change and development of baby
赤ちゃんを迎え入れる準備　Readiness for your baby
受診するタイミング　When you need to go to hospital
産後の身体のこと　The postpartum female body
家族計画　Family planning
授乳・母乳育児　Breastfeeding

[/]

新生児健診
Check-up a newborn is
conducted

[/]

K₂ シロップ
K₂ syrup given

[/]

聴覚検査（希望者のみ有料）
Hearing test(applicants only,
a charge)are conducted

黄疸検査
Check-up for jaundice is
conducted（everyday）

先天性代謝異常検査
Check-up for Congenital
metabolic disorder is
conducted

　　　　　　様の入院中の治療や投薬、健診は上記のとおりです。
The treatments and medications, check-ups during the hospitalization of the patient, Ms. .... ,
are as above.
Signature ....

Patient's Signature: ....
Name of Family (Relationship): .... (　　　)

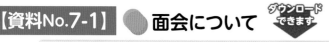

【資料№.7-1】 面会について ダウンロードできます

Visitation　面会について

Visiting hours 面会時間について

Weekdays 平日：From　（＿＿：＿＿）to（＿＿：＿＿）

Saturdays, Sundays, and holidays

土、日、祝祭日：From　（＿＿：＿＿）to（＿＿：＿＿）

During visitation, please observe the following rules.
面会中は、次のことに注意してください

・Please stop by and check-in at the nurses station before visiting.

・面会時にはナースステーションにお立ち寄りください。

・Please comply with the visiting hours above to avoid disturbing the patient's rest and / or treatment.

・患者さんの安静・診療の妨げにならないよう面会時間をお守りください。

・Please understand that visits may be restricted, depending on the patient's condition.

・患者さんの病状によっては、面会を制限させていただくことがありますので、ご了承ください。

・Please avoid bringing infant children or coming in with　large groups, because such visits may disturb the patient's rest and cause inconvenience to other patients.

・小さいお子さま同伴の面会や、大人数でのお見舞いは、患者さんの安静を妨げるばかりではなく、他の患者さんの迷惑にもなりますので、ご遠慮ください。

・Do not eat or drink in the hospital ward during visits.

・病棟内での面会中に、飲食はしないでください。

・Visiting while under the influence of alcohol is strictly prohibited.

・アルコールを飲んでいる方の面会はお断りいたします。

・Please be aware that, we are not allowed by law to discuss the patients' condition with anyone other than family members and specifically designated persons. We are also not allowed to discuss the patient condition over the phone.

・患者さんの病状について、ご家族および特定の人以外にお伝えすることは法律で禁

112

じられております。また、お電話による病状の問い合わせもお断りしております。

・Some wards have restrictions for visitation. Please check on the nurses station for details.

・面会制限がある病棟もありますので、各病棟のナースステーションにお問い合わせください。

Request　お願い^{ねが}

Please refrain from visiting patients if you have the following symptoms : Fever, Diarrhea, Sore throat, Influenza, Rubella, Chicken pox, Mumps, Pool fever, Mycoplasma pneumonia and Measles.

次のような場合、患者さんへの面会はご遠慮ください。

発熱、下痢、のどの痛み、インフルエンザ、風疹、水ぼうそう、おたふくかぜ、膿痂疹、プール熱、マイコプラズマ肺炎、はしかなど。

When you enter the hospital, please do proper hand washing, to minimize infection. Only the father, grandparents and siblings of the baby only may visit. Only grandparents and father may touch and hold the baby.

病院に来られたときには、しっかりと手洗いをお願いします。赤ちゃんの父親と祖父母、きょうだいのみが面会できます。赤ちゃんに触れることができるのは、父親と祖父母のみです。

Precautions　注意事項

ⅰ. Please refrain from bringing any valuables and large amounts of money, as the management is not liable for any loss or damage. We cannot guarantee their safety.

ⅰ. 万が一、盗難などの被害にあっても補償することはできませんので、高価なものや多額の金銭は持ってこないでください。

ⅱ. Please take off all accessories before you are hospitalized. We hold no responsibility for any loss or damage.

ⅱ. すべてのアクセサリーなどは入院前にはずしてきてください。紛失されたとしても責任は負えません。

巻末
資料

ⅲ．Please remove nail polish or artificial nail before you are hospitalized.

ⅲ．入院前にマニキュアやジェルネイルなどは除去しておいてください。

ⅳ．Please refrain from using any perfume or odors in your room.

ⅳ．お部屋での香水や匂いのするもののご使用をご遠慮ください。

ⅴ．Please ask permission when you wish to go out of the hospital（will be given upon approval by the doctor.）

ⅴ．病院の外へ出たい場合は許可をもらってください（医師の許可が必要です）。

ⅵ．Smoking and Drinking alcohol is strictly prohibited in the hospital.

ⅵ．喫煙や飲酒は院内では厳禁です。

ⅶ．Please follow the instruction of our staff in case of emergency.

ⅶ．緊急時にはスタッフの指示に従ってください。

Medical Safety Measures　医療安全対策

We practice the following measures to ensure patient's safety.

患者さんの安全のために、以下のような対応を行っています。

●Confirmation of patient's name: お名前の確認

We place name bands on patient's wrist for identification. We check the bar codes on the name bands whenever we administer injections, IV drips or take blood samples. The same measure is taken at nighttime.
We also place a name band on the baby's wrist for identification.

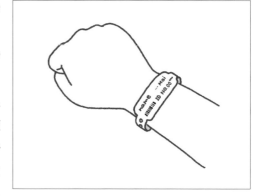

手首にネームバンドを付けて、ご本人の確認を行います。注射や点滴、血液採取の際はいつでも、ネームバンドで確認します。これらは夜間でも同様に行います。赤ちゃんにも確認のためネームバンドをします。

直接支払い制度 ダウンロードできます 【資料No.7-2】

直接支払い制度
The Childbirth Lump Sum Allowance

直接支払制度を利用される場合は、経腟分娩＿＿万円、帝王切開＿＿万円をお支払いください。

Your advance payment is ￥＿＿＿＿ for vaginal delivery and ￥＿＿＿＿ for Caesarean section when you receive the payment of "The Childbirth Lump Sum Allowance."

直接支払制度を利用されない場合は、経腟分娩＿＿万円、帝王切開＿＿万円となります。

When not, ￥＿＿＿＿ for vaginal delivery and ￥＿＿＿＿ for Caesarean section.

巻末
資料

患者氏名 :
患者ID :

English/英語

Explanation of the Direct Payment System
for the Childbirth Lump-Sum Allowance
/出産育児一時金の直接支払制度の利用に関する説明書

What is "The Childbirth Lump-Sum Allowance"/出産育児一時金とは

If you give birth to a child and you (insured/dependent) have Japanese public health insurance, you are eligible to receive the Childbirth Lump-Sum Allowance. (The amount will vary depending on what type of indemnification policy your medical institution has from The Japan Obstetric Compensation System.)

/日本の公的医療保険の加入者（被保険者・被扶養者）が出産した場合、出産育児一時金として政令で定める金額が支給されます。（金額は、あなたの分娩機関が産科医療保障制度に加入しているかどうかで異なります。）

What is "The Direct Payment System for the Childbirth Lump-Sum Allowance"
/出産育児一時金等の医療機関への直接支払制度とは

Your medical institution will claim and receive the payment of "The Childbirth Lump-Sum Allowance" from your medical insurance provider on your behalf. This lump sum includes the lump-sum benefit for the childbirth of a family member and the mutual aid delivery expense for the childbirth of an insured person or a family member.
To reduce your burden, all the necessary application processes will be handled by your medical institution. Also, you do not have to arrange for a large amount for delivery costs in advance.

/医療機関等が日本の公的医療保険加入者（被保険者）に代わって、出産育児一時金（家族出産一時金、共済の出産費および家族出産費を含みます）の支給申請および受取を行う制度です。
手続きは、出産予定の医療機関等で行うため、手続き面の負担が軽減されます。また、あらかじめ多額の出産費用を用意しなくて済みます。

- In order to make your hospital discharging process simple and stress free, generally we adopt this system at this hospital. There is no extra fee to use this system.
/当院では、退院時等の負担軽減のために、この制度を利用いただくことを原則としています。この手続きの手数料はかかりません。

- If your total medical bill from our hospital is less than the principle lump sum of 420,000 yen/child, you will not need to make any additional payment.
/退院時に当院から請求する費用について、原則、1児につき42万円の一時金の範囲内で、支払う必要が無くなります。

(i) If the delivery expenses are more than 420,000 yen/child, you will need to pay the difference at the cashier's desk.
/出産費用が1児につき42万円を超えた場合は、不足額を窓口にお支払い頂きます。

(ii) If your total bill is less than 420,000 yen/child, you can claim a refund for the difference from your health insurance provider.
/出産費用が1児につき42万円未満の場合は、その差額を医療保険者に請求することができます。

1/3　武蔵野赤十字：一時金の直接支払制度の利用に関する説明書・合意書：2018年3月版

厚生労働省　出産育児一時金の直接支払制度の利用に関する説明書（一部）
https://www.mhlw.go.jp/seisakunitsuite/bunya/kenkou_iryou/iryou/kokusai/setsumeisiryo/dl/en10.pdf
【2021.3.21. 閲覧】

115

Things to prepare for Admission
入院時の持ち物
にゅういん じ も もの

① Mother's book 母子健康手帳
② Insurance card 保険証
③ Clinic card 診察券
④ Receipt for the advance payment 前納金受領証
※ You need ④ when you are discharged ④は精算時に必要です

Toiletries **洗面用具**	Tooth brush and tooth paste 歯ブラシ、歯磨き粉	
	Hand towels ハンドタオル	
	A brush, a comb, soap, face moisturizers ブラシ、くし、洗顔、化粧水	
	Hair dryer ドライヤー	
	Hair ties 髪留め	
Things you will need **ママの必要なもの**	Plastic mug プラスチックのマグカップ	
	Non-slipping room slippers 滑りにくいスリッパ	
	Night wear that opens in the front 【2〜3】 前あきのナイトウエア 2〜3枚	
	Face towels 【5〜6】 フェイスタオル 5〜6枚	
	Bath towels 【1〜2】 バスタオル 1〜2枚	

Things you will probably need 産後に必要なもの	Sanitary napkins (overnight) 【one pack】 夜用ナプキン 1 パック	
	Sanitary shorts 【2〜3】 生理用ショーツ 2〜3 枚	
	Wireless bras 【That open in the front well do】 授乳用ブラ	
	Hand wipes ウェットティッシュ	
	Facial tissues ティッシュ	
	Foot socks (loose one) 緩めのくつした	
Things baby will need 赤ちゃんに必要なもの	Baby clothes when leaving the clinic 退院時のベビー服	
Others その他	Pen ボールペン	
	Stamp 印鑑	
	Consent form 【for operation】 同意書（手術の方）	
	Small change 小銭	

※ Shampoo, conditioners, body soap are supplied.
シャンプー、コンディショナー、ボディソープは用意があります。

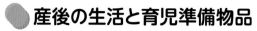

Things to prepare for Child care and Postpurtum life

Mother's **ママ用品**	Wireless bras 【That open in the front well do】 授乳用ブラ	
	Sanitary napkins (day and overnight) ナプキン（昼用、夜用）	
	Postpartum shorts 産褥ショーツ	
	Pelvis belt 骨盤ベルト	
	Breast pads 母乳パッド	
Baby's wear **赤ちゃん衣類**	Under wear　□ short　□ long 肌着　　　　□短肌着　□長肌着	
	Baby dress, rompers ベビードレス、ロンパース	
	Foot socks くつした	
	Baby bibs よだれかけ	
	Swaddles おくるみ	
Baby bath and care supplies **沐浴、ケア用品**	Baby's bath tub ベビーバス	
	Baby's soap ベビーソープ	
	Gauze handkerchief ガーゼハンカチ	
	Cotton swab 綿棒	
	Baby's nail clippers 爪切りはさみ	
	Moisturizers for baby　□ oil　□ cream 保湿剤　　　　　　□オイル　□クリーム	
	Diapers and Wipes オムツとおしりふき	

産後の生活と育児準備物品

Baby's bedding ベビー寝具	Crib ベビーベッド	
	Comforter ☐ Towel bucket ☐ blanket かけ布団 ☐タオルケット ☐毛布	
	Pillow 枕	
	Bed pad 敷パッド	
Milk supplies 調乳用品	Feeding bottle 哺乳瓶	
	formula milk 粉ミルク	
	Disinfectant for feeding bottles ☐ Case 哺乳瓶消毒剤 ☐容器	
	Bottle brush 哺乳瓶ブラシ	
Others その他	Thermometer 体温計	
	Stroller ベビーカー	
	Child safety seat チャイルドシート	

巻末資料

119

● コミュニケーションカード ダウンロードできます

事前に、妊産婦の自国の言葉で書いておいてもらいましょう。

妊娠中 冷蔵庫などに貼っておきましょう。

Hospital/Clinic
しせつめい
施設名

Phone number
でんわばんごう
電話番号

(　　　) ―　　　　―

What you tell us on the phone
でんわ　はな
電話で話すこと

● Name
なまえ
名前　NAMAE

● Contraction
じんつう
陣痛　JINTSU

● Water breaking /
When your water broke
はすい
破水　HASUI

● No fetal movement
あか　　　　げんき
赤ちゃん、元気ない
AKACHAN GENKI NAI

● "I am going to go to your
hospital /clinic"
い
行く　IKU

● Bleeding/
Your vagina is bleeding
ち　　で
血が出た　CHI GA DETA

分娩室 あらかじめ自国の言葉を教えてもらって書いておきましょう。

Breathe out 息_{いき}を吐_はく

Breathe out
息を吐く

Relax
力を抜く

Breathe in
息を吸う

We suture the perineal wound
縫合します

Push
いきむ

Congratulations!
おめでとうございます

巻末
資料

121

産　後

Did you urinate? にょう　で 尿が出たか	Did you defecate? Did you void? べん　で 便が出たか
Please come to the nurse station. ナースステーションに 来てください。	Push the call button if something is wrong. か 変わったことがあれば、 お ナースコールを押してください。
I will check your wound. きず　しんさつ 傷を診察します。	I will conduct (do you) a blood test. さいけつ 採血をします。
I will cool your breast. ひ おっぱいを冷やします。	I will check your breasts. じょうたい　かくにん おっぱいの状態を確認します。

産 後

I will give you an injection.
注射をします。

Can you point where the pain is?
痛いところを
指で示してください。

I will check your abdomen.
お腹の状態を確認します。

Do you feel
the urge to urinate?
尿をしたい感じはありますか？

Are you having any pain?
痛みはありますか？

Did you already pass
gas?
ガスは出ましたか？

I have pain.
痛いです。

I will take your body
temperature and pulse.
熱と脈を測ります。

巻末
資料

123

産　後

painkiller
ちんつうざい
鎮痛剤

I want to call an interpreter.
つうやく　よ
通訳を呼んでほしい。

laxative
かんげざい
緩下剤

I'm tired.
つか
疲れた。

I want to go out to see my visitor.
めんかい　い
面会に行きます。

Please keep my baby.
あか　　　　　あず
赤ちゃんを預かってください。

I want to talk with my doctor.
いし　　はなし
医師と話がしたい。

I need a medicine.
くすり　ほ
薬が欲しい。

Visitor
めんかいちゅう
面会中

Store
ばいてん
売店

Shower
ちゅう
シャワー中

外来部門

Outpatient Wards	
外来	
Reception	
Reception	
Revisit Reception	
再診受付	
Examination Room	
診察室	
Blood Collection Room	
採血室	
Obstetrics	
産科	
Gynecology	
婦人科	
X-ray Room	
レントゲン室	
Accounting	
会計	
Admission/Discharge Support Center	
入退院支援センター	

入院部門

Inpatient Ward
病棟
Nurse's Station
ナースステーション
Newborn Nursery Room
新生児室
Common Room / Lounge
談話室
Visitation Room
面会室
Private Room
個室
Share Room
大部屋・総室
Shower Room
シャワー室
Toilet
トイレ
Labor Room
陣痛室
Delivery Room
分娩室
Operating Room
手術室
Waiting Seat / Room
待合（室）

説明用イラストカード ダウンロードできます

診察（内診）
<small>しんさつ　ないしん</small>

Examination（Internal examination）

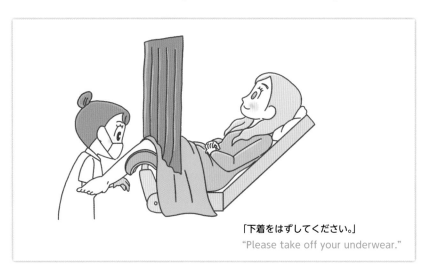

「下着をはずしてください。」
"Please take off your underwear."

妊婦健診 <small>にんぷけんしん</small>　Prenatal check-up / Antenatal appointments

超音波検査 <small>ちょうおんぱけんさ</small>　Ultrasound examination

助産師外来 <small>じょさんしがいらい</small>　Midwife check-up

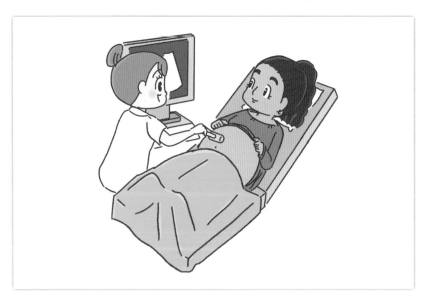

NST   Non stress test

CTG   Cardiotocogram

胎児心拍数モニタリング／分娩監視装置
Fetal heart rate monitoring

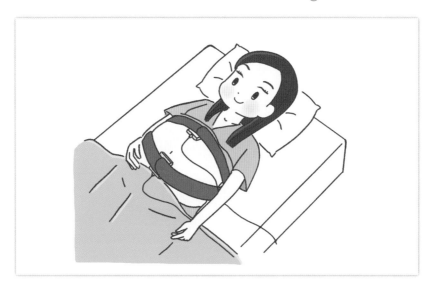

陣痛室
Labor Room

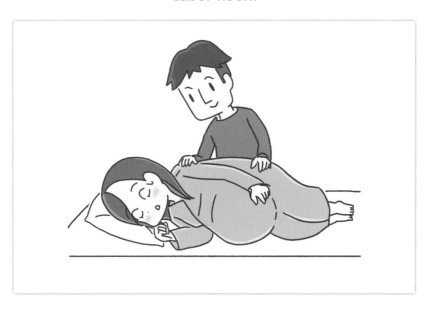

分娩室
ぶんべんしつ

Delivery Room

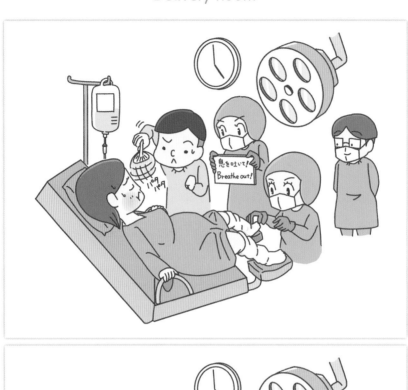

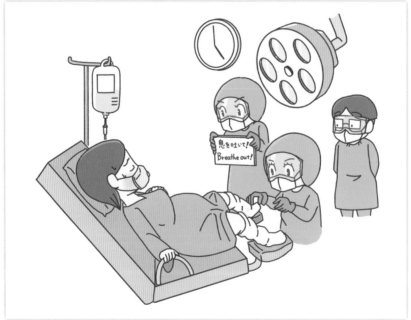

注）分娩室の感染対策は、産婦の状況や施設、また時期により異なります。

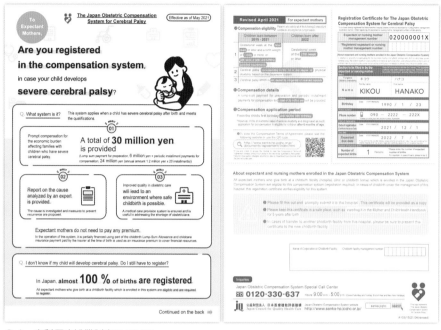

● 1　産科医療補償制度について
公益財団法人日本医療機能評価機構　産科医療補償制度　資料・報告書（英語版）
産科医療補償制度のご案内（妊婦向けチラシ）（左）および登録証の記入例（右）
http://www.sanka-hp.jcqhc.or.jp/documents/english/index.html　【2021.7.27. 閲覧】

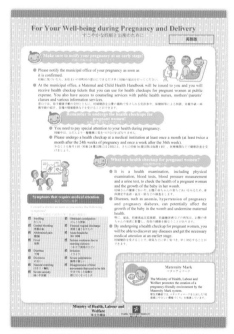

● 2　母子健康手帳のもらい方、妊婦健診について、妊娠中の異常について
厚生労働省・健やか親子 21　すこやかな妊娠と出産のために（英語版）
https://www.mhlw.go.jp/bunya/kodomo/boshi-hoken10/dl/02.pdf
【2021.3.12. 閲覧】

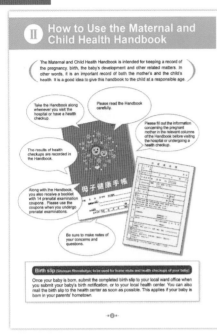

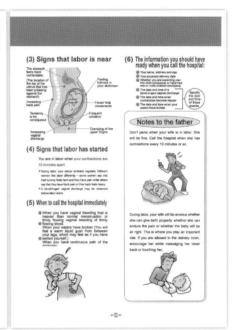

● 3　母子健康手帳の使い方
札幌市保健福祉局保健所健康企画課　「わが家に赤ちゃんがやってくる」
https://semi-sapporo.com/home-2/　特定非営利活動法人 SEMI さっぽろ
http://semi-sapporo.com/download/babyontheway-1.pdf
【2021.3.12. 閲覧】

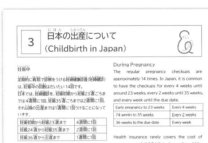

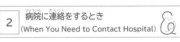

● 4　日本の出産について / 病院に連絡をするとき
多文化医療サービス研究会 RASC（ラスク）
ママと赤ちゃんサポートシリーズ（一部抜粋）
www.rasc.jp/momandbaby/
【2021.3.12. 閲覧】

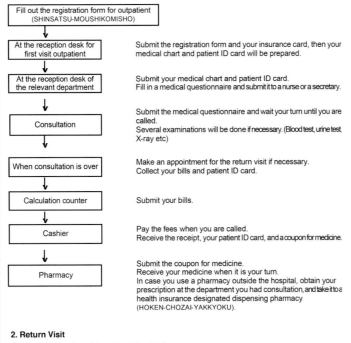

診療の流れ 英語

The General Procedure for an Outpatient at a Medical Facility

1. First Visit

Please be sure to bring your public insurance card at your first visit. (You have to pay all the medical cost by yourself without medical insurance. Even if you are a policyholder, in case you don't show the insurance card, you have to pay all the cost by yourself first.)
You may also be asked to show your ID at the reception desk.
Bring a reference from other doctor if you have one.

Fill out the registration form for outpatient (SHINSATSU-MOUSHIKOMISHO)	
At the reception desk for first visit outpatient	Submit the registration form and your insurance card, then your medical chart and patient ID card will be prepared.
At the reception desk of the relevant department	Submit your medical chart and patient ID card. Fill in a medical questionnaire and submit it to a nurse or a secretary.
Consultation	Submit the medical questionnaire and wait your turn until you are called. Several examinations will be done if necessary. (Blood test, urine test, X-ray etc)
When consultation is over	Make an appointment for the return visit if necessary. Collect your bills and patient ID card.
Calculation counter	Submit your bills.
Cashier	Pay the fees when you are called. Receive the receipt, your patient ID card, and a coupon for medicine.
Pharmacy	Submit the coupon for medicine. Receive your medicine when it is your turn. In case you use a pharmacy outside the hospital, obtain your prescription at the department you had consultation, and take it to a health insurance designated dispensing pharmacy (HOKEN-CHOZAI-YAKKYOKU).

2. Return Visit

Please go to the relevant department direct in time.
Show your patient ID card and wait your turn.
(DO NOT forget your patient ID card, or you may not have consultation without it.)

AMDA 国際医療情報センター

● 5 大きな病院の外来の流れ
特定非営利活動法人　AMDA 国際医療情報センター
https://www.amdamedicalcenter.com/questionnaire
【2021.3.21. 閲覧】

THE EDINBURGH POSTNATAL DEPRESSION SCALE
TRANSLATION - SOUTH AFRICA - ENGLISH

Full name: Date :

As you have recently had a baby, we would like to know how you are feeling now. Please underline the answer that comes closest to how you feel. Please choose an answer that comes closest to how you have felt in the past seven days, not just how you feel today.

For example, I have felt happy:
Yes, all the time
Yes, most of the time
No, not very much
No, not at all

This would mean: 'I have felt happy most of the time during the past week.'

In the past seven days:

1. I have been able to see the funny side of things:
As much as I always could
Not quite so much now
Definitely not so much now
Not at all

2. I have looked forward with enjoyment to things:
As much as I ever did
A little less than I used to
Much less than I used to
Hardly at all

3. I have blamed myself unnecessarily when things went wrong:
Yes, most of the time
Yes, some of the time
Not very much
No, never

4. I have been worried for no good reason:
No, not at all
Hardly ever
Yes, sometimes
Yes, very much

(Please answer questions 5-10 on the back of this page)

5. I have felt scared or panicky for no very good reason:
Yes, quite a lot
Yes, sometimes
No, not much
No, not at all

6. Things have been getting on top of me:
Yes, most of the time I haven't been managing at all
Yes, sometimes I haven't been managing as well as usual
No, most of the time I have managed quite well
No, I have been managing as well as ever

7. I have been so unhappy that I have had difficulty sleeping (not because of the baby):
Yes, most of the time
Yes, sometimes
Not very much
No, not at all

8. I have felt sad and miserable:
Yes, most of the time
Yes, quite a lot
Not very much
No, not at all

9. I have been so unhappy that I have been crying:
Yes, most of the time
Yes, quite a lot
Only sometimes
No, never

10. The thought of harming myself has occurred to me:
Yes, quite a lot
Sometimes
Hardly ever
Never

● 6　エジンバラ産後うつ病質問票（EPDS）（英語版）
(The Royal College of Psychiatrists. Cox, J.L., Holden, J.M., & Sagovsky, R. Detection of postnatal depression. Development of the 10-item Edinburgh Postnatal Depression Scale. British Journal of Psychiatry, 150, 1987, 782-86 より転載)

索引

索引

■皆さまのご意見・ご提案、お待ちしております■

このたびは、本書をご購読いただき、誠にありがとうございました。
編集部では、今後も皆さまのお役に立てる書籍の刊行をめざしてまいります。
本書へのご意見、また、ダウンロード資料のご利用の実際やご提案など、編集部まで
お送りください。今後の企画の参考にさせていただきます。
　E mail: k2-group@medica.co.jp

資料ダウンロード方法

本書の資料は、WEBページからダウンロードすることができます。以下の手順でアクセスしてください。

■ メディカID（旧メディカパスポート）未登録の場合

メディカ出版コンテンツサービスサイト「ログイン」ページにアクセスし、「初めての方」から会員登録（無料）を行った後、下記の手順にお進みください。

https://database.medica.co.jp/login/

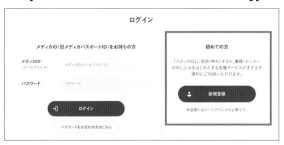

■ メディカID（旧メディカパスポート）ご登録済の場合

①メディカ出版コンテンツサービスサイト「マイページ」にアクセスし、メディカIDでログイン後、下記のロック解除キーを入力し「送信」ボタンを押してください。

https://database.medica.co.jp/mypage/

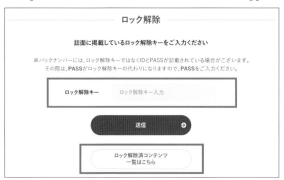

②送信すると、「ロック解除されたコンテンツは下記でご覧いただけます。下の一覧ボタンを押してください」と表示が出ます。「ロック解除済コンテンツ一覧はこちら」ボタンを押して、一覧表示へ移動してください。

③一覧の中からダウンロードしたい番組（本書）のサムネイルを押すと、本書の資料一覧がすべて表示されます。

④ダウンロードしたい資料のサムネイルを押すと「ダウンロード」ボタンが表示され、資料のダウンロードが可能になります。

※「ロック解除済コンテンツ一覧はこちら」では、以前にロック解除した履歴のあるコンテンツを全て表示しています。

ロック解除キー　gaikokuosaka

実践！　外国人妊産婦対応マニュアル
－外来・分娩室・病棟ですぐに使えるダウンロード資料付き

2021年9月10日発行　第1版第1刷©

監　修　高橋 弘枝

発行者　長谷川 翔

発行所　株式会社メディカ出版
　　　　〒532-8588
　　　　大阪市淀川区宮原3-4-30
　　　　ニッセイ新大阪ビル16F
　　　　https://www.medica.co.jp/

編集担当　里山圭子

編集協力　加藤明子
　　　　　株式会社メディカ出版 国際事業部

装　　幀　安楽麻衣子

本文イラスト　渡邊真介

マ ン ガ　小宮山サキ

DTP組版　株式会社明昌堂

印刷・製本　株式会社シナノ パブリッシング プレス

ISBN978-4-8404-7560-0　　　　　　　　　　　　　　　Printed and bound in Japan

当社出版物に関する各種お問い合わせ先（受付時間：平日9：00～17：00）
●編集内容については、編集局 06-6398-5048
●ご注文・不良品（乱丁・落丁）については、お客様センター 0120-276-591